Guía fácil de reflexología

Sonia Ducie

Guía fácil de reflexología

Traducción de
Delia Mateovich

RobinBook

Si usted desea que le mantengamos informado de nuestras publicaciones, sólo tiene que remitirnos su nombre y dirección, indicando qué temas le interesan, y gustosamente complaceremos su petición.

Ediciones Robinbook
Información bibliográfica
apdo. 94085 - 08080 Barcelona
e-mail: info@robinbook.com

Visite nuestra
WEB

www.robinbook.com

Título original: *Self Help Reflexology Handbook.*

Diseño cubierta: Regina Richling.
Fotografía: Regina Richling.
ISBN: 84-7927-252-X.
Depósito legal: B-1.309-1998.
Impreso por Liberduplex, Constitució, 19, 08014 Barcelona.

Impreso en España - *Printed in Spain*

Agradecimientos

Doy las gracias a Lillian y William Ducie, y a todos mis amigos, por su amor y ánimos.

Prefacio

Todos poseemos la capacidad natural de curarnos. En los primeros tiempos de la humanidad, caminábamos descalzos y las piedras del suelo nos daban masaje en los pies, pero desde entonces hemos recorrido un largo camino: cosas como pavimentos de cemento, zapatos, el coche y los supermercados nos han facilitado mucho la vida, pero nos han alejado de lo natural. Sin embargo, la naturaleza es adaptable y de la misma manera que podemos realizar una buena sesión de ejercicio para compensar un día de inactividad ante el escritorio, también podemos utilizar técnicas de autoayuda para compensar los cambios obligados, y en ocasiones inadecuados, operados en nuestro estilo de vida.

Este libro trata de la autoayuda y la autocuración a través de una terapia muy sencilla, aunque muy eficaz, denominada reflexología. Puede ayudarte a encontrar la salud óptima y a prevenir las enfermedades, lo cual es muy necesario. La Organización Mundial de la Salud tiene un objetivo: buena salud para todos en el año 2000; sin embargo, a medida que nos acercamos al fin del milenio las alarmantes estadísticas muestran que pese a vivir más tiempo en general, la gente no necesariamente vive en un estado de salud óptimo, y que enfermedades como el cáncer, el reumatismo, la artritis, los problemas de espalda, el asma y las enfermedades cardíacas van en aumento.

Sonia Ducie nos anima a echar un vistazo a esta parte tan infravalorada de nuestra anatomía: los pies. Subestimamos totalmente la importancia de los pies. Nos llevan adonde necesitamos ir para realizar nuestro gran trabajo. Dicen que cuando llegamos a los setenta años hemos andado el equivalente de tres veces la vuelta al mundo.

¿Alguna vez has observado a los niños jugar en la playa? Corretean de un lado a otro sin preocuparse por las piedrecillas, pero a medida que nos hacemos mayores nos cuesta más trabajo avanzar y tratamos de evitarlas. A través de los contaminantes que hay en el aire que respiramos, en la comida que comemos y en el líquido que bebemos, cualquier pensamiento negativo, la falta de ejercicio, el estrés incontrolado y el mal estilo de vida en general, se van formando toxinas en las vías nerviosas de nuestro cuerpo, que terminan en las manos y los pies. Esto causa un desequilibrio en el cuerpo y crea factores que debilitan nuestros sistemas inmunitarios y, por tanto, pueden llevarnos de enfermedad en enfermedad. Básicamente esto provoca pies doloridos. Un ejemplo es el llegar a casa, después de un largo día, exhausto, diciendo algo como: «Oh, estos pies me están matando»; entonces te quitas los zapatos e incluso te friccionas los pies.

Este libro te ayudará a ocuparte de tu salud y a ayudar al cuerpo a curarse a sí mismo. Además, te servirá para ayudar a otras personas de tu círculo familiar o social. Incluso es posible que te haga tener ganas de estudiar reflexología para dedicarte a ella como profesión. Mantén este libro cerca de ti. ¡Podría cambiar tu vida!

Mo Usher, MAR, MGCP

Mo Usher es miembro honorario vitalicio y ex presidenta de la Asociación de Reflexólogos y fue presidenta del Consejo durante seis años. Ha ejercido como presidenta del Consejo Internacional de Reflexólogos y fue nombrada una de las «Mejores Mujeres Británicas», en 1993, por su trabajo.

Cómo utilizar este libro

La *Guía fácil de reflexología* te ofrece la oportunidad de aprender algunas técnicas de reflexología sencillas que te ayudarán a relajarte y a estar sano. Te inspira y te motiva a incluir la reflexología de un modo regular en tu vida, junto con el ejercicio, el aire fresco, una dieta sana, etc., para mantenerte equilibrado, feliz y seguro de ti mismo. Si estás sana y feliz eres capaz de hacer más en la vida, y como la reflexología te ayuda a aumentar tu creatividad, incluso puede ayudarte a ser más eficiente. Si eres más feliz, sin duda harás más felices a los que te rodean.

Con la práctica de la reflexología se consigue conocer mejor cómo funciona el propio cuerpo y qué es lo que éste necesita, y te enseña a responsabilizarte de ti mismo. Al fin y al cabo, es tu cuerpo; y cuando lo cuidas con amor y atención, él te cuidará a ti.

Éste no es un libro de medicina que te enseñe a diagnosticar tus síntomas y la práctica de las técnicas de autoayuda no te curará todos los males, pero puede contribuir a ello. Este libro ha sido creado para que obtengas los máximos beneficios de tus ejercicios de reflexología.

Introducción

Aquí encontrarás una revisión de la historia de la reflexología y de cómo se utiliza en la actualidad, para conocer algunos antecedentes del tema. Asimismo, esta sección contiene información general sobre la reflexología, qué puede y qué no puede hacer, y notas sobre qué esperar de la autoaplicación.

Curación, el aura y los chakras

Toda la vida está compuesta de energía, o *chi*, como a veces se la denomina. El aura humana es el campo de energía electromagnética que nos rodea, y los chakras son siete vórtices de energía en movimiento, situados con intervalos a lo largo de la columna vertebral, que dan energía a los órganos del cuerpo.

Los sistemas del cuerpo

Si no recuerdas la biología que estudiaste en el colegio, lee esta breve sinopsis para comprender un poco cómo funciona tu cuerpo.

Calentamiento

El calentamiento es una parte importante de la sesión y este apartado también te sugiere cómo sacar el máximo partido de tus sesiones, ya sea en la oficina, de viaje o en casa.

Técnicas de relajación general

Ésta es la parte más importante del libro porque explica el movimiento básico de la reflexología –el movimiento de la oruga– y otras técnicas de relajación que hay que practicar antes y después de cualquier sesión o ejercicio de autoayuda.

¿Como me sentiré?

Quizá también quieras conocer las reacciones típicas de la reflexología; en esta sección las encontrarás.

Lo que hay y lo que no hay que hacer

Antes de practicar ninguna de las técnicas de autoayuda de la tercera parte (Problemas de salud más corrientes), acude al médico de cabecera para que te haga una revisión general. Esta revisión pondrá de manifiesto algunos de los muchos puntos que quizá quieras discutir con él.

Autoayuda para tener energía y vitalidad, introducción y ejercicios

Todo el mundo quiere sacar el máximo partido de la vida y la reflexología puede ayudarte a gozar de energía y vitalidad para lograrlo. Asimismo, si te amas a ti misma, te valoras y te sientes bien respecto a quién eres, irradiarás seguridad en ti misma y belleza.

Autoayuda para la salud

Introducción y problemas de salud más corrientes. Una lista de dolencias corrientes que pueden experimentarse en la vida cotidiana y ejercicios de autoayuda para tratarlas.

Visita a un terapeuta profesional

En algún momento, o antes de iniciar tus ejercicios de autoayuda o al cabo de un tiempo, es posible que desees visitar a un reflexólogo profesional para recibir tratamiento. Quizá lo hagas por curiosidad, para mimarte y relajarte en general o porque estás enferma. Este capítulo lo incluye todo, desde qué ponerte hasta la elección del reflexólogo y cómo averiguar el coste de un tratamiento.

Bibliografía

En la parte final del libro aparece una lista de algunos de los muchos interesantes libros de reflexología disponibles.

Diagramas de manos y pies de Jim Horan

Cada ejercicio o sesión de autoayuda de este libro tiene un número asignado a cada punto reflejo y en esta sección aparecen ilustrados. Si tu sesión te indica que utilices reflexología manual y tú deseas utilizar la podal, busca estos números en estos diagramas. También te darán una idea de cómo es tu cuerpo y de cómo funciona.

Antes de practicar cualquier técnica de autoayuda que aparece en este libro es esencial que leas la «Lista de lo que hay y de lo que no hay que hacer» (páginas 57 y 58), «Calentamiento» (páginas 43-46) y «Cómo me sentiré» (páginas 53-55) para entender mejor el proceso.
Acuérdate siempre de practicar las técnicas de relajación general durante unos minutos antes y después de cualquier sesión o ejercicio, ya que la reflexología funciona en todo el cuerpo.

Este libro es tu amigo; se ha creado para ayudarte a aprovechar al máximo la vida y la salud. Así que diviértete, relájate y disfruta con él.

Introducción

¿Qué es la reflexología?

La reflexología es una manera sencilla, maravillosa y natural de ayudar a tu cuerpo a curarse. A menudo a esto se le llama terapia holística, que significa «total», porque actúa sobre la mente, el cuerpo y el espíritu, en lugar de centrarse en los síntomas. Cuando estás enfermo, la reflexología te mima, cura, relaja y vigoriza, y cuando estás sano su toque curativo te ayuda a sentirte bien contigo mismo, a ser positivo y feliz. La reflexología practicada de modo regular puede contribuir a prevenir ciertas recurrencias de enfermedad y a conservar la salud. La practican terapeutas profesionales en todo el mundo, en centros de salud, hospitales, en casa e incluso en el lugar de trabajo. Todo el mundo puede beneficiarse de ella, desde los niños pequeños hasta los ancianos, personas enfermas y sanas, por diversión y por placer, para la mente, el cuerpo y el espíritu.

En los pies y en las manos se encuentran situados «puntos reflejos» que corresponden a cada órgano y parte del cuerpo. Cuando se está enfermo o estresado estos puntos se vuelven sensibles y duelen al tacto, ya que se forman toxinas. Estas toxinas causan bloqueos en el cuerpo que impiden que las energías circulen libremente. Los reflexólogos notan las toxinas o depósitos de cristales justo debajo de la piel. Trabajando en las zonas de congestión se liberan los bloqueos, lo cual ayuda a que el cuerpo recupere el equilibrio y la armonía.

La reflexología a veces se denomina «terapia zonal», porque cada uno de los puntos reflejos está ubicado en determinada zona o meridiano. El cuerpo está dividido en 10 zonas iguales; cuando se dibuja una línea vertical por la mitad del cuerpo, hay exactamente cinco zonas de arriba abajo a cada lado. Estas zonas a veces también se denominan «vías de energía» o «vías nerviosas». Cada parte de tu cuerpo está conectado con el resto y, por lo tanto, un bloqueo de energía en una zona afectará al todo. Es, pues, importante cuidar el yo completo, desde la cabeza a los pies, mediante una dieta sana, ejercicio, relajación y mucho sueño, y encontrar un equilibrio entre trabajo y ocio.

La reflexología te anima a respirar, relajarte y a liberarte del estrés. Se ha sugerido que el estrés es la causa de gran cantidad de enfermedades; algunas personas afirman que hasta el 80 por ciento. Un poco de estrés es necesario pues estimula la adrenalina, que es lo que te mantiene activa, pero el estrés constante puede agotarte. La manera en que afrontas las tensiones de la vida cotidiana determinará en qué medida estarás sana y feliz; la reflexología puede ayudarte a controlar el estrés.

Tu cuerpo es fuerte y, como la naturaleza, posee sus ciclos y ritmos. Normalmente puede curarse en el momento oportuno, pero la reflexología ayuda a acelerar este proceso. Sin embargo, es importante observar que el reflexólogo no pretende curar tus síntomas y no trata ninguna enfermedad específica ni prescribe medicinas. Esto queda para los médicos, que están capacitados para diagnosticar los síntomas. La reflexología simplemente actúa en todo tu cuerpo ayudándote a recuperar el equilibrio y la armonía.

Historia

La reflexología es un arte antiguo, una ciencia y una terapia curativa. Recientemente ha sido redescubierta y se ha hecho muy popular como consecuencia de la necesidad de encontrar métodos alternativos para relajarse, para aliviar el dolor y para ayudar en muchas enfermedades diferentes.

Se dice que los chinos utilizan la medicina de la energía desde el año 3000 antes de Cristo, y por tradición Oriente ha dado a Occidente muchas perspectivas de cómo la mente, el cuerpo y el espíritu operan juntos para crear la salud. Los antiguos indios, africanos y rusos también practicaban sus propios métodos de reflexología. Las tumbas egipcias exhiben murales y jeroglíficos en los que se administran medicinas, hierbas y reflexología manual y podal.

A principios del siglo veinte, el otorrinolaringólogo norteamericano doctor William Fitzgerald viajó a Europa y conoció la práctica de la terapia zonal, que se estaba utilizando para controlar el dolor. Hacia 1909 realizó otras investigaciones sobre la teoría y dividió el cuerpo en 10 zonas verticales. Utilizaba instrumentos para presionar en determinadas zonas que correspondían a áreas del cuerpo donde tenía que practicar cirugía menor y alcanzó mucho éxito en Norteamérica con su terapia.

En los años treinta, otra fisioterapeuta norteamericana, Eunice Ingham, desarrolló los métodos de la terapia zonal. Trazó un mapa de los puntos reflejos de los pies y sus órganos o áreas correspondientes en el cuerpo y lo denominó «reflexología». Eunice escribió dos libros: *Stories the Feet Can Tell* y *Stories the Feet Have Told*, que aún hoy en día son populares.

Eunice Ingham tenía una alumna llamada Doreen Bayley, que fue pionera en los años sesenta. Doreen creó la Bayley School of Reflexology e influyó en gran medida en el establecimiento de la reflexología en el Reino Unido. También emprendió su propia investigación y trazó sus propios mapas reflexológicos.

La reflexología sigue evolucionando y en la actualidad existen muchos métodos diferentes para aplicar este arte curativo. Por ejemplo, ahora se practica conjuntamente con otras terapias, como la acupuntura (algunos terapeutas han desarrollado la reflexología utilizando los meridianos de acupuntura), shiatsu, masaje, etc. Esto es una señal saludable. Sin embargo, la reflexología opera maravillas por sí misma.

La autoayuda

Autoayuda significa asumir la responsabilidad de ti misma y aprender a escuchar tu cuerpo y hacer todo lo posible para cuidarlo. La vida puede ser tan febril que es fácil que te descuides a ti misma. Sin embargo, tu relación más importante es contigo misma porque necesitas comprender, confiar, escuchar y comunicar quién eres para relacionarte plenamente con los demás. La reflexología puede ayudarte en esto. Al dedicar tiempo a practicarla en ti misma estás declarando que eres importante y mereces cuidarte.

Practicar los ejercicios de autoayuda de este libro puede ser divertido y agradable. Pueden mejorar tu vida ayudándote a mantenerte feliz y relajada. Estar en contacto con tu cuerpo también te permite conocerlo mejor. Confía en tu instinto respecto a lo que tu cuerpo necesita para mantenerte sana y feliz, utilizando una mente discriminativa para decidir el mejor rumbo de acción.

La reflexología te ayuda a equilibrar la mente, el cuerpo y el espíritu en conjunto. Tu cuerpo físico necesita ser tocado, amado, alimentado y ejercitado. Tu mente necesita estimulación mental positiva, aprendizaje o educación intelectual y una perspectiva positiva, y tu espíritu necesita sentir que está conectado con la gente, con la tierra y con la humanidad. Practicar la reflexogía en ti misma te ayuda a pensar de un modo positivo y claro, a sentirte conectada contigo misma (y por lo tanto con los demás) y contribuye a tu salud física; en definitiva, te ayuda a conservar el equilibrio.

Como la reflexología funciona holísticamente, tienes que trabajar con todo tu cuerpo –o en la totalidad de manos y pies– antes y después de practicar cualquiera de los ejercicios. Así que primero sigue las técnicas de relajación general de las páginas 48-52. Después empieza con los ejercicios de autoayuda. Para empezar, quizá te guste practicar solamente la relajación general durante unos días hasta que tengas suficiente confianza para trabajar contigo misma.

Puedes efectuar la autorreflexología en cualquier lugar, en cualquier momento. Es posible que a menudo tengas que practicar tus ejercicios lejos de casa, mientras viajas en autobús, en tren o en avión, en coche (como pasajero, claro) o en la oficina. Esto es una gran ventaja, pero en un mundo ideal siempre es mejor practicar la reflexología en casa, en un ambiente tranquilo con música suave y el perro, el gato y los niños fuera de la vista y el teléfono desconectado. De este modo te dedicas un rato a disfrutar de tus ejercicios y a obtener el máximo beneficio de ellos.

Estés donde estés, acuérdate de leer la lista de «Lo que hay que hacer y lo que no hay que hacer» de las páginas 57-58 y consulta a tu médico antes de empezar a trabajar con tu cuerpo. Asimismo es importante que asumas la responsabilidad de ti misma y consultes con un médico lo antes posible si experimentas alguna reacción adversa.

La reflexología es una terapia natural maravillosa e inocua. Si la practicas con respeto te ayudará a mantener tu cuerpo equilibrado y en armonía y te animará e inspirará.

Curación

¿Recuerdas haber estado alguna vez enferma o haberte hecho daño en la rodilla cuando eras pequeña, y que alguien te besaba en ella o la frotaba y se te pasaba el dolor? ¿O alguna vez has tenido algún problema y una persona bondadosa te ha escuchado y cogido la mano? Te estaban ayudando a curarte. La curación es natural y todos lo hacemos constantemente, a menudo sin pensar. Una sonrisa de un amigo te anima cuando te sientes abatido, y eso hace que él siga sonriendo. La curación se produce en un instante pero puede influir en toda tu vida.

Curar provoca cambios. Aunque en el momento en que ocurre no siempre parece beneficioso, cuando más tarde miras atrás a menudo te das cuenta de todos los cambios que se han producido en ti por alguna razón. A veces, sin embargo, afrontar la verdad es demasiado doloroso. Muchas personas no se curan porque no están preparadas para mirar la causa de sus problemas y lo dejan correr. Las dificultades pueden ser físicas, emocionales, mentales o espirituales, pero el principio es el mismo. A veces dejar pasar también resulta traumático, razón por la que sigues en un empleo o con una relación que no te satisface. Prefieres seguir soportando el dolor que conoces porque lo desconocido te asusta demasiado. El dolor y la enfermedad mismos pueden convertirse en una identidad que eres reacia a abandonar, en particular si te gusta quejarte. Y cambiar no siempre significa conseguir lo que quieres; en algunos casos significa que tus problemas físicos empeoren. Sin embargo, todo esto forma parte del proceso curativo.

La vida se expande y se contrae como el corazón. Si aceptas el cambio y tratas de aprovechar al máximo cada situación, tu vida puede fluir libremente. La resistencia al cambio está bien durante un breve período, pero cualquier problema que se deja sin resolver reúne energía que puede manifestarse más adelante como un problema mayor.

Estamos rodeados de energía. ¿Alguna vez has visto el calor que se eleva del firme de una carretera bajo el sol de mediodía, o el poder eléctrico de una tormenta? Esto te dará una idea de cuánta energía nos rodea en todo momento. De acuerdo con la ciencia, los objetos no son sólidos sino partículas de energía en movimiento. El sol y la luna irradian energía y en las culturas orientales la gente vive de acuerdo con sus ciclos porque cree que eso les ayuda a sacar el máximo partido de su vida.

Tu propio cuerpo está hecho de energías que alimentan otras energías y se alimentan de ellas, en tu ambiente. La energía también se denomina chi, yin/yang, fuerza vital, prana o energía vital, términos con los que quizá ya estás familiarizado. Todo, incluidas las personas, posee su propio campo de energía, o campo electromagnético, que se denomina aura. Muchas personas son capaces de ver el aura a simple vista; existen cámaras especiales para fotografiarla. Tu aura cambia constantemente como reacción a tu ambiente y tus pensamientos. Tu cuerpo también tiene siete chakras o vórtices de energía en forma de cono que están situados en la columna vertebral con intervalos. Los chakras metabolizan y distribuyen la energía en tu cuerpo y alimentan a los órganos que gobiernan.

La tierra misma posee un aura; cuando se la fotografía desde el espacio puede observarse a su alrededor una neblina azul. También tiene un campo de energía magnética que vibra en ondas. Los sanadores sintonizan con este campo magnético; cuando están alineados con estas energías, las transmiten para ayudar a otros a curarse. Las terapias complementarias, incluida claro está la reflexología, utilizan diferentes métodos para activar estas energía curativas.

Toda la energía fluye y en reflexología se la ve fluir a través de las 10 zonas del cuerpo. Cuando piensas mal de alguien, eso afecta a todo tu cuerpo, ya que reduce tu energía y la estanca. Cuando tienes pensamientos alegres, por el contrario, tus energías circulan más deprisa y esto alimenta tu entorno. Así que al reaccionar a tu entorno internamente y externamente también contribuyes a él. Puedes contaminar la atmósfera con tus pensamientos o acciones. Por ejemplo, cuando entras en una habitación donde ha habido gente discutiendo, te sientes incómoda y quizá te marchas.

Te habrás dado cuenta de que a medida que te sientes más cansada tu energía personal parece agotarse, y cuando envejeces tus niveles de energía se reducen. También es posible que estés agotada si padeces estrés; si siempre estás sobrecargada, tu cuerpo te indicará que reduzcas el paso. Puedes recargar las baterías dando un paseo en el parque, comiendo, meditando, charlando con un amigo, disfrutando el roce físico, concentrándote en algo que te gusta hacer, haciendo ejercicio, respirando profundamente, recibiendo reflexología o durmiendo. Durante este tiempo tu cuerpo recoge energía de la gran fuente de energía que te rodea.

La enfermedad empieza cuando alguna parte de tu cuerpo se desequilibra, de modo que quizá tendrás que mirar todos los aspectos de tu vida: ¿Comes lo suficiente? ¿Realizas suficiente ejercicio físico? ¿Tienes ocasión de charlar, tener intimidad, frecuentar a los demás? ¿Estimulas tu mente con nueva información y aprendizaje (mental), y tienes la sensación de pertenecer y de ser capaz de dar a tu familia o comunidad o servir al mundo (espiritual)? Todos estos aspectos hay que mantenerlos satisfechos para conservar el equilibrio.

El aura

Como ya he mencionado, el campo de energía o campo electromagnético que rodea a cada persona se denomina aura. Consta de siete niveles de energía. A cada nivel se le llama cuerpo de energía. El primer nivel es el cuerpo físico, el segundo el cuerpo emocional, etc. Cada uno vibra a un ritmo diferente y el cuerpo físico es el que vibra más despacio. En la Tierra nuestra vibración es bastante lenta; los árboles y las flores poseen vibraciones más rápidas que los seres humanos. Cada cuerpo de energía afecta al resto, y cuando varios de ellos pierden la sincronía al mismo tiempo, tu salud física resulta afectada. Muchas enfermedades empiezan en los niveles superiores del aura y poco a poco van bajando hasta el cuerpo físico. Por lo tanto, es importante que mantengas tu aura clara y fluida. La reflexología te ayuda a conseguirlo estimulando las energías de tu aura y sacando de tu cuerpo las energías «negativas» o estancadas.

Se puede sentir el aura propia y percibir la de los demás. Por ejemplo, cuando alguien se acerca demasiado a ti sin permiso, sientes que tu espacio personal ha sido invadido.

Echemos un vistazo a cada cuerpo de energía.

Primer nivel: cuerpo físico

Este nivel de tu aura se encuentra a 2,5 cm de tu cuerpo físico y generalmente es de un color gris azulado vaporoso. Si tienes un cuerpo físico fuerte, te sientes físicamente cómoda y a salvo, gozas de vitalidad y te gusta el roce físico y el sexo, este nivel estará sano. Si te sientes insegura, evitas el contacto físico o la intimidad física y estás soñolienta y desconectada, entonces tu cuerpo físico quizá se encuentra desequilibrado.

Segundo nivel: cuerpo emocional

El cuerpo emocional está situado a unos 7,5 cm del cuerpo físico y a veces puede verse como colores pastel acuosos. Cuando este cuerpo está sano y equilibrado te sientes calmada y a gusto contigo misma, te amas y amas a los demás y eres capaz de expresar tus emociones de un modo positivo. Cuando está desequilibrada puedes sentir emociones negativas que quizá no eres capaz de expresar de modo positivo o quizá te sientes totalmente separado de tus emociones.

Tercer nivel: cuerpo mental

Es posible que algunas personas vean este nivel del aura, que suele ser de color amarillo, a unos 23 cm del cuerpo físico. Cuando el cuerpo mental está sano, eres capaz de pensar con claridad, tienes una mente fuerte y necesitas estímulo mental en tu vida. Cuando este cuerpo está desequilibrado, te sientes confusa, padeces problemas mentales o piensas con pesimismo.

Cuarto nivel: cuerpo astral

Está situado a unos 35 cm del cuerpo físico y está formado por una variedad de colores. Cuando tu cuerpo astral está sano eres capaz de mantener relaciones sanas e íntimas con los demás y disfrutas trabajando para tu comunidad. Si este cuerpo está desequilibrado quizá evites las relaciones íntimas.

Quinto nivel: cuerpo de la impresión

Este cuerpo suele ser de color azul oscuro y está situado a unos 61 cm del cuerpo físico; es de color oscuro. Cuando el cuerpo de la impresión está equilibrado, estás alineada con tu propósito en la vida. Si estás desconectada de tu propósito en la vida, quizá rechaces los límites y la estructura o seas muy desorganizado. Entonces este nivel está desequilibrado.

Sexto nivel: cuerpo de la sabiduría

Este cuerpo puede considerarse un conjunto de colores iridiscentes situados aproximadamente a un metro del cuerpo físico. Cuando está equilibrado produce alegría, paz, curación, una sensación de conexión, amor y armonía. Cuando está desequilibrado, rechazas cualquier forma de conexión espiritual.

Séptimo nivel: cuerpo espiritual

Está situado a aproximadamente 121 cm del cuerpo físico y forma como un huevo dorado alrededor. Cuando está sano tienes una gran claridad respecto a tu espiritualidad. Quizá poseas poderes telepáticos, seas introspectiva y busques la verdad interior, y quizá veas el mundo como un todo. Cuando este nivel está bloqueado o desequilibrado, eres impaciente, perfeccionista y una soñadora que se siente aislada y desconectada del mundo.

Los chakras

Así como hay siete cuerpos de energía que te rodean, también hay siete chakras, o vórtices de energía que giran, situados en la columna vertebral en puntos donde existe una unión de nervios, que absorben energía y la distribuyen a los órganos que rigen cada área.

Chakra de la base: rojo

Se encuentra entre las piernas y suministra energía a las glándulas suprarrenales, riñones, intestinos, pelvis, caderas, piernas y pies y se asocia con el tacto y el sentido de la supervivencia.

Chakra del sacro: naranja

Situado a unos cinco centímetros por debajo del ombligo, este chakra suministra energía a los órganos reproductores y parte inferior de la espalda y se asocia con la sexualidad, la sensualidad y el sistema inmunitario.

Chakra del plexo solar: amarillo

Este chakra se encuentra en la parte media del cuerpo, justo debajo del diafragma. Suministra energía a la vesícula biliar, hígado, intestinos, páncreas, bazo, estómago, diafragma, parte media de la espalda y sistema nervioso completo. Te ayuda a relacionarte con los demás.

Chakra del corazón: verde o rosa

Está situado en la zona del corazón y metaboliza la energía para mantener sanos el corazón, sistema circulatorio, parte superior de la espalda y el timo. El amor, la compasión, el afecto y el cariño se asocian con este chakra.

Chakra de la garganta: azul

Se encuentra en la zona de la garganta y da energía al tiroides, a los pulmones, cuello, oídos, nariz, boca y dientes. Se asocian con este chakra el oído, el gusto y la autoexpresión a través de la comunicación de tu verdad.

Chakra de los ojos: añil

Situado entre los ojos, suministra energía vital a la glándula pituitaria, ojos, cara, cerebro y sistema nervioso. Está relacionado con la comprensión de ideas y la capacidad de confiar en los instintos.

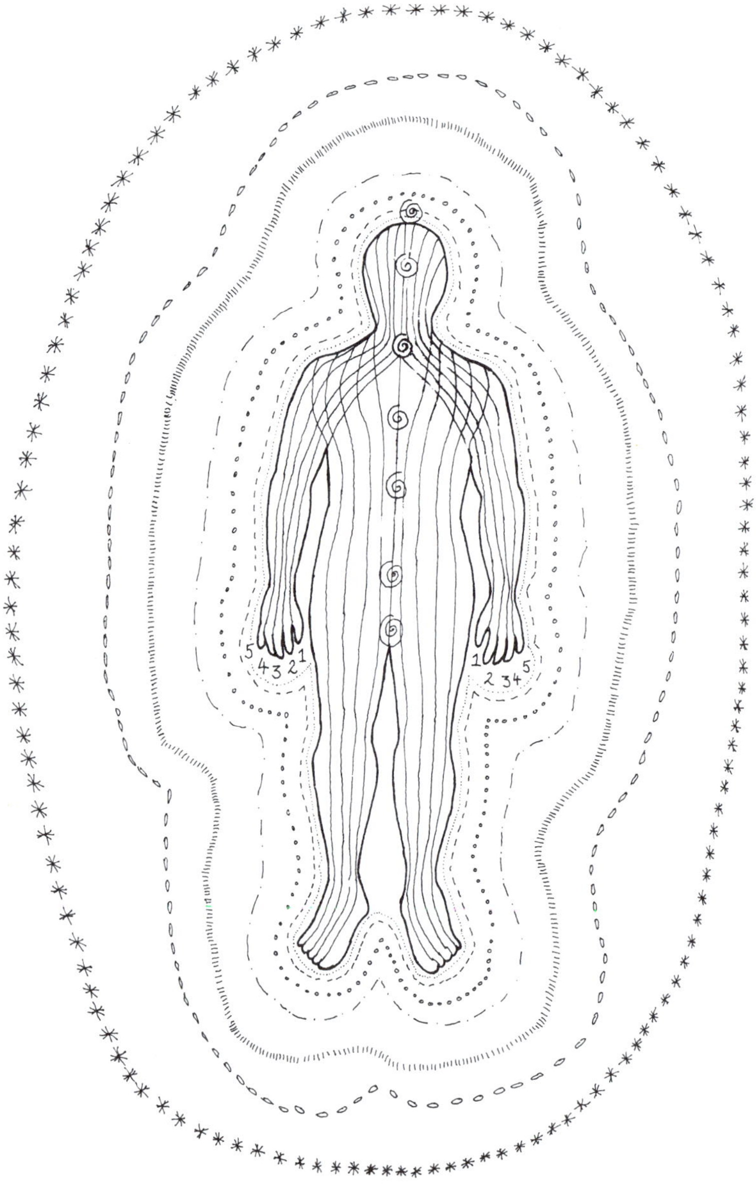
5
4
3
2
1
1
2
3
4
5

Izquierda: El aura humana, los chakras y las 10 zonas del cuerpo

CLAVE

EL AURA

CUERPO ESPIRITUAL

CUERPO DE LA SABIDURÍA

CUERPO DE LA IMPRESIÓN

CUERPO ASTRAL

CUERPO MENTAL

CUERPO EMOCIONAL

CUERPO FÍSICO

CHAKRAS (de la cabeza a los pies)

7 CAKRA DE LA CORONA, morado

6 CHAKRA DE LOS OJOS, añil

5 CHAKRA DE LA GARGANTA, azul

4 CHAKRA DEL CORAZÓN, verde o rosa

3 CHAKRA DEL PLEXO SOLAR, amarillo

2 CHAKRA DEL SACRO, naranja

1 CHAKRA DE LA BASE, rojo

Chakra de la corona: morado

El chakra de la corona se encuentra en la coronilla y suministra energía a la glándula pineal y cerebro superior. Se relaciona con la capacidad de hacer frente a la realidad y a tu sentido del «saber».

Los sistemas del cuerpo

Para que entiendas cómo funciona tu cuerpo, la siguiente sección describe los nueve sistemas principales y los órganos de tu cuerpo. ¡Es útil recordar brevemente de qué estamos formados! Los números en recuadro azul se refieren a los puntos señalados en los cuadros de reflexología de Jim Horan, de fácil referencia (véanse páginas 188-193).

El sistema circulatorio

El sistema circulatorio consta del corazón 16, vasos sanguíneos y sangre. Tus arterias y capilares sanguíneos llevan sangre oxigenada y nutrientes a cada célula de tu cuerpo, mientras que las venas llevan la sangre que contienen dióxido de carbono (sangre desoxigenada) de nuevo al corazón y a los pulmones para su oxigenación. Esto ayuda a eliminar toxinas del cuerpo.

Cada persona pertenece a uno de cuatro grupos sanguíneos diferentes: A, B, AB y 0. Es útil conocer cuál es el tuyo, por si alguna vez necesitaras recibir o dar sangre. En la sangre también hay una sustancia llamada el factor Rhesus (Rh); la mayoría de la gente es Rh positivo y pocas personas tienen el Rh negativo.

El sistema circulatorio proporciona a las células oxígeno, vitaminas y minerales, hormonas y anticuerpos siempre que son necesarios, con el fin de mantener el cuerpo en un estado de salud ótpimo.

Los trastornos más corrientes de este sistema son ataque al corazón, desequilibrios en la presión sanguínea, venas varicosas y la rara enfermedad hereditaria hemofilia, que impide que la sangre se coagule.

El sistema digestivo

El sistema digestivo comprende los dientes 2, 43, la boca 2, 43, la lengua 43, las glándulas salivares, el esófago, el estómago 22, el duodeno 24, el páncreas, 25, el intestino delgado 42, el intestino grueso 30, 32, 33, 34, 37, el hígado 19 y la vesícula biliar 22. Su función consiste en aceptar la comida y convertirla en sustancias absorbibles para que el cuerpo las utilice y después elimine todos los productos residuales. Desde el principio hasta el final, el conducto digestivo tiene más de 10 m de longitud.

Algunos problemas asociados con el sistema digestivo son estreñimiento, diarrea, síndrome del colon irritable, úlceras, alergias y acidez de estómago.

El sistema endocrino

Las glándulas pituitaria 5, pineal 4, tiroides 12, paratiroides 12, timo 50, suprarrenales 26, páncreas 25, ovarios 44 y testículos 44 son todas ellas glándulas endocrinas que segregan hormonas directamente a la corriente sanguínea. Las hormonas circulan por todo el cuerpo para mantener el equilibrio químico y emocional. Las hormonas también se utilizan para un crecimiento sano y para el desarrollo sexual.

Los quistes ováricos, los fibromas, la inestabilidad emocional, la infertilidad, los desequilibrios del tiroides y del azúcar en la sangre son enfermedades del sistema endocrino. La tensión premenstrual, cuyos síntomas incluyen desde desgana e irritabilidad hasta dolores de cabeza y náuseas, se produce cuando los niveles de hormonas se desequilibran poco antes de la menstruación.

El sistema linfático

Este sistema funciona como un sistema circulatorio secundario. Está compuesto por los vasos y conductos linfáticos, ganglios linfáticos, fluido linfático, bazo 28, amígdalas 8, adenoides, glándula timo 50 y apéndice 39. Su función consiste en proteger el cuerpo de la infección.

Los problemas en los senos como bultos, mastitis o cáncer son enfermedades del sistema linfático, junto con cualquier tipo de infección y cáncer que pueda afectar al sistema linfático. Asimismo las enfermedades «autoinmunes», por las que el sistema inmunológico del cuerpo empieza a reaccionar y a destruir sus propios tejidos, se asocian con este sistema.

El sistema muscular

El sistema muscular contiene alrededor de 640 músculos diferentes, que están provistos de arterias (que llevan a ellos la sangre oxigenada) y venas (que se llevan los productos de desecho como el dióxido de carbono).

Los músculos componen casi la mitad del peso corporal y se dividen en dos categorías diferentes: voluntarios e involuntarios. Los músculos voluntarios se utilizan con conocimiento y pensamiento consciente al correr, caminar, etc. Nunca están completamente relajados; a esto se le llama «tono muscular».

Los músculos involuntarios se utilizan sin que seamos conscientes de ello; contribuyen a que funcionen el corazón 16, la pared intestinal 30, 31, 32, 33, 34, 37 y el diafragma 18, etc.

Cada cabello del cuerpo tiene un músculo unido a él que ayuda a regular la temperatura corporal. Cuando tienes frío o miedo estos músculos tiran de cada pelo, causando la «carne de gallina».

El calambre es un trastorno corriente del sistema muscular; se produce cuando dos músculos opuestos se contraen al mismo tiempo. El dolor de espalda, tensiones musculares, rigidez muscular y espasmos musculares son otros problemas que pueden experimentarse.

El sistema nervioso

Este sistema se divide en el sistema nervioso central y el sistema nervioso autónomo; ambos contienen nervios que se utilizan para comunicar mensajes del cerebro a todas las partes del cuerpo, y del cuerpo al cerebro. El cerebro 1, la columna vertebral 52-56 y el plexo solar 17 forman parte del sistema nervioso.

La neuralgia es una dolencia corriente de este sistema. Provoca dolor local debido a la inflamación o exposición de los nervios (por ejemplo una muela que ha perdido el empaste). La ciática, dolencia que a menudo provoca dolor crónico en la parte baja de la espalda, está causada por la inflamación del nervio ciático, que va de la parte inferior de la espalda a las piernas.

El sistema reproductor

En las mujeres, el sistema reproductor comprende la vagina, el útero 45, las trompas de Falopio 46, los ovarios 44 y las glándulas mamarias; en los hombres, el pene, las bolsas seminales 46, el conducto deferente 46, la próstata 45 y los testículos 44. Este sistema se utiliza para producir y, en las mujeres, llevar un bebé.

Un trastorno del sistema reproductivo es el embarazo ectópico, en el que el feto se sitúa fuera del útero, por ejemplo en una trompa de Falopio.

El sistema respiratorio

Consiste en el sistema respiratorio superior: nariz 51, cuerdas vocales, garganta 8, laringe y senos 2, y el sistema respiratorio inferior: tráquea, bronquios y pulmones 13, alveolos o bolsas de aire, y diafragma 18. Funciona inspirando aire oxigenado y exhalando dióxido de carbono y un poco de agua. Esto ayuda a desintoxicar el cuerpo.

El asma y la bronquitis son dolencias corrientes del sistema respiratorio. La bronquitis es un trastorno por el que los tejidos pulmonares se inflaman debido a infección o a veces a la inhalación de humos o productos químicos.

El sistema óseo

El sistema óseo adulto consta de aproximadamente 206 huesos. Estos proporcionan un armazón al cuerpo y una estructura para todos los demás sistemas. Algunos huesos (el cráneo, los huesos pélvicos, la columna vertebral y el tórax) también se utilizan específicamente para proteger los órganos. Los huesos también se utilizan para conseguir movimiento. Están formados por cerca de un 45 por ciento de minerales, un 30 por ciento de materiales orgánicos y un 25 por ciento de agua. Los huesos largos del cuerpo contienen médula ósea, que elabora células sanguíneas rojas para transportar oxígeno por todo el sistema, y células sanguíneas blancas, que forman el sistema inmunitario.

La curvatura de la columna es una de las enfermedades del sistema óseo. Asimismo, los huesos pueden romperse o fracturarse.

El sistema urinario

Los riñones 27, uréteres 32 (dos tubos que transportan la orina de los riñones a la vejiga), la vejiga 36 y la uretra forman parte del sistema urinario. Su tarea consiste en filtrar los productos de desecho del cuerpo.

Las piedras en el riñón y la cistitis son enfermedades corrientes de este sistema; la cistitis se produce cuando la vejiga se inflama como consecuencia de una infección. Esto produce una sensación de ardor al orinar y a veces dolor agudo y temperatura elevada. Las infecciones de riñón suelen estar causadas por una infección de la vejiga que llega a los uréteres y a los riñones. Estas infecciones pueden ser muy graves y recurrentes si no se limpian bien o si se tienen los riñones débiles.

Cuida tus pies

Los pies han de cumplir una función muy importante: te llevan por la vida y te ayudan a mantener el equilibrio y a permanecer erguida. Los pies pueden estropearse si se llevan zapatos de una medida inadecuada que comprimen y suprimen la circulación y los huesos. En este caso es más probable que tengas problemas como callos y durezas, ampollas e incluso deformidades. Sin embargo puede resultar más complicado, porque los pies reflejan cada parte del cuerpo, y tener problemas con los pies puede afectar a tu salud. De forma similar, si tienes un problema con cualquier parte del cuerpo quizá observes que te crece piel más dura en esa zona refleja en las manos o los pies.

Dolencias corrientes de los pies

Callos

Los callos son piel dura o más gruesa que tiene forma de cono y tienden a aparecer a causa de algo que les produce fricción, como por ejemplo unos zapatos nuevos o de una medida inadecuada. Suelen formarse alrededor de las articulaciones de los dedos de los pies o en el talón de los pies, donde hay mucha fricción. A veces resultan muy dolorosos y es conveniente visitar al podólogo para que los extirpe.

Pie de atleta

Se trata de una infección por hongos que suele materializarse en la piel que hay entre los dedos de los pies, que se vuelve escamosa y produce quemazón. Es contagioso y se puede contraer en lugares públicos como piscinas, saunas o gimnasios, o en cualquier parte donde no se vaya calzado.

Juanetes

Los juanetes están causados por una hinchazón que se forma alrededor de una articulación para protegerla de la fricción. Esta hinchazón a menudo se produce alrededor de la articulación metatarsiana donde se junta con el dedo gordo y es muy dolorosa, ya que roza con el zapato. Ir descalzo ayuda a aliviar la presión; también se puede extirpar si impide caminar de forma adecuada.

Durezas

Consisten en piel dura que se forma en cualquier lugar de las plantas de los pies (pero con mucha frecuencia en los talones) a causa de la presión constante del caminar o de estar de pie. La reflexología puede ayudar a prevenirlas. También puedes comprar cremas para los pies y limas duras para eliminarlas; en el caso de que sean muy gruesas o dolorosas un podólogo puede extirparlas.

Pies planos

Son consecuencia de la debilidad en las articulaciones por un exceso de peso o por una debilidad general en el cuerpo (en particular en los niños), o puede ser hereditario. Esto a veces afecta a la salud general porque obliga a la columna vertebral a estar en tensión. A menudo los podólogos recomiendan el uso de plantillas.

Pies cabos

Los pies cabos a menudo son hereditarios. El arco inusualmente alto impide que la parte delantera y los dedos pisen bien. Si se quiere, se puede efectuar una operación para corregir este problema.

PRIMERA PARTE

Cómo utilizar la autorreflexología

Calentamiento

Aplicarte a ti misma la reflexología puede resultar una experiencia muy agradable que animará, relajará y estimulará tu cuerpo entero. El calentamiento, o la preparación del entorno para la sesión de reflexología, es muy importante porque te ayuda a sentirte cómoda y a obtener los máximos beneficios de tus esfuerzos. Preparar el entorno significa también preparar tu yo interior, concentrándote en dónde estás y qué estás haciendo.

Preparación

Acuérdate de cortarte o limarte las uñas de las manos para no arañarte mientras estás trabajando, y busca una manta para taparte por si coges frío. Lávate las manos y/o los pies o enjuágalos con antiséptico antes de iniciar la sesión; luego aplica polvos de talco (preferiblemente sin aluminio), una crema acuosa o una base aceitosa como aceite de almendra. También es recomendable tener preparado un vaso de agua para beber cuando hayas terminado.

Crear el ambiente ideal

Lo ideal es realizar la sesión en casa, o al principio o al final de la jornada si sales a trabajar, o en cualquier momento del día si te quedas en casa. Sin embargo, no siempre es posible practicar en un ambiente ideal porque quizá estás en el trabajo, de viaje o en el exterior. Lo importante, estés donde estés, es que te relajes; si has dejado el coche en zona azul y sabes que está a punto de agotarse el tiempo, por ejemplo, no podrás concentrarte como es debido. Procura evitar cualquier distracción.

Ruido: Busca un espacio para ti; asegúrate de que tus animales de compañía e hijos están ocupados felizmente en otra parte si es posible. Si tus hijos de pronto deciden saltar sobre ti cuando estás en plena sesión o tu perro se pone a ladrar porque tiene hambre, no podrás relajarte como es conveniente. Descuelga el teléfono o conecta el contestador para que no se produzcan distracciones desde fuera. Quizá te guste poner una música suave o tal vez prefieras el silencio absoluto.

Olor: A lo mejor te gusta quemar un poco de aceite de lavanda en un hornillo de aromaterapia en la habitación, o tener unas flores de agradable perfume cerca o abrir la ventana (si hace buen tiempo) y oler el aire fresco mientras practicas la reflexología. Percibir olores sensuales alrededor realmente te hará sentirte bien.

Vista: Los colores son muy importantes y pueden influir muchísimo en tu estado de ánimo. En general, los colores fríos como los verdes y azules te calman, mientras los colores cálidos como los rojos y rosas te estimulan. Estar rodeado de colores agradables mientras practicas la reflexología te ayudará a relajarte. Quizá te guste también sentarte junto a una ventana o incluso en tu jardín, si hay silencio, para sentirte conectada con la naturaleza y disfrutar de los colores naturales que te rodean.

Gusto: Finalizada la sesión puedes beber agua o una infusión de hierbas si lo prefieres para refrescarte y estimular las papilas gustativas, así como para expeler toxinas.

Tacto: El tacto puede resultar muy agradable, y sentirte tranquila al tocarte, sentirte cómoda con tu cuerpo, te ayuda a relajarte. Casi nunca tienes ocasión de tocarte los pies, y por tanto puede resultar excitante e interesante explorar esta zona desconocida de tu cuerpo.

Respirar

Respirar es muy importante porque contribuye a desintoxicar el cuerpo. Inhalas oxígeno en los pulmones y exhalas aire viciado. La mayoría de la gente respira de forma poco profunda, en particular cuando sufren estrés. Si no respiras como es debido, no puedes aprovechar al máximo la vida o funcionar al ciento por ciento porque no proporcionas energía a tu cuerpo. Tu respiración se ve afectada por la contaminación, las habitaciones sofocantes, los ambientes cargados, el polvo, el polen, etc. Cada vez que inspiras, introduces más vida y energía vital a tu cuerpo.

Respirar también puede relajarte, y unos sencillos ejercicios de respiración te permiten calmarte y recuperar energías cuando te sientes agotada, desequilibrada o dispersa. Asimismo, respirar te ayuda a permanecer en el momento y te permite simplemente «estar» con tu cuerpo, no en el pasado o el futuro, sino donde te encuentres en ese momento.

Antes de practicar tu sesión o ejercicios de reflexología te recomiendo que pruebes el siguiente ejercicio de respiración.

Cierra los ojos y túmbate o siéntate cómodamente con la espalda recta. Sé consciente de la inspiración y de la espiración. A continuación concéntrate en el abdomen y en el hecho de que inspiras y espiras por esa zona. Incluso puedes poner una mano sobre el abdomen y notar cómo sube y baja a medida que inspiras y espiras. No fuerces nada. Limítate a prestar toda tu atención a la inspiración y a la espiración. A veces quizá observes que la inspiración es más larga que la espiración, o al revés. Disfruta estando contigo misma y sintiéndote relajada.

Preparación para los demás

Tus amigos y tu familia te pedirán que practiques con ellos cuando vean lo beneficiosa que la reflexología ha resultado para ti, pero espera a que hayas practicado muchas veces y te sientas segura para hacerlo. Recuerda que antes de someterse a la reflexología deben visitar a su médico para que compruebe que no les perjudicará. Asimismo, repasa con ellos «Lo que hay que hacer y lo que no hay que hacer».

Si practicas con ellos en su casa, se beneficiarán al máximo si creas un ambiente lo más relajado posible. Pregunta siempre a la persona a quien le apliques los ejercicios qué le gustaría hacer (y no lo que tú crees que es mejor para ella) mientras preparas el ambiente para que se relaje.

Para sacar el máximo partido de la reflexología fuera de casa

Si en la oficina te viene un dolor de cabeza terrible, practicar allí la reflexología no será lo ideal pero te ayudará. Procura encontrar un rincón tranquilo lejos de luces fuertes, efectúa varias respiraciones suaves y aplica las técnicas de relajación general antes y después de practicar la autorreflexología.

Dondequiera que estés –en un autobús, avión, tren, en el trabajo o en el campo–, haz todo lo que puedas y adáptate al ambiente para practicar tus ejercicios.

Técnicas de reflexología

Antes y después de practicar cualquier ejercicio de autoayuda, es importante que practiques durante unos minutos las técnicas de relajación general, numeradas del uno al tres, para trabajar con todo tu cuerpo. Luego, aplica las demás técnicas, numeradas del cuatro al nueve, para experimentar y añadir variedad a tus sesiones y ejercicios.

Acuérdate de trabajar con cuidado los puntos reflejos y no aprietes demasiado ni trabajes demasiado rato porque podrías sobreestimular las zonas de tu cuerpo en las que estás trabajando.

Asimismo, aténte al tiempo destinado a cada ejercicio. Al principio quizá te parezca que no eres lo bastante rápida para realizar todos los ejercicios en el tiempo previsto. No pasa nada; quizá tardes un poco en familiarizarte con tu cuerpo y sus reflejos. Una buena manera de crear confianza es sentirte realmente cómoda con los movimientos básicos ilustrados a continuación antes de intentar realizar ningún ejercicio de autoayuda.

Descubre qué presión te conviene cuando trabajes en las manos o los pies (o en los de otra persona); a lo mejor a ti te gusta fuerte, pero a otros les puede gustar recibir una presión suave, o viceversa. Tal vez descubras también que varías la presión que aplicas cada vez que practicas; esto es muy corriente. Encontrar la mejor presión para ti en cada ocasión significa que te sentirás más cómoda durante tu rutina, lo cual a su vez te ayudará a relajarte y a disfrutar verdaderamente de tu reflexología.

Sabrás que has encontrado zonas desequilibradas porque se notan sensibles, inflamadas, fuertes o blandas, o quizá notes depósitos de cristales o zonas arenosas. Se trata de bloqueos en la circulación de energía en tu cuerpo.

Practicar la reflexología es fácil cuando conoces el cuerpo que está en las manos y los pies, pero mientras aprendes es normal que seas torpe y te concentres en exceso. Esto hace que el trabajo sea más duro, pero ten paciencia, confía en ti y diviértete.

Técnicas de relajación general

1. El movimiento de la oruga

La técnica básica de la reflexología consiste en efectuar un movimiento como de oruga con el pulgar o el índice. Para ello, presiona el índice o pulgar en la piel, desliza el dedo un poco hacia adelante y vuelve a presionar. Recorre cada zona avanzando de este modo.

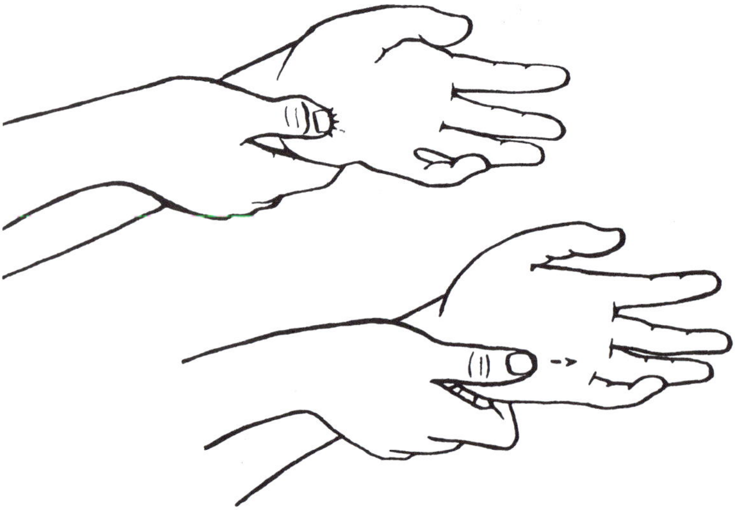

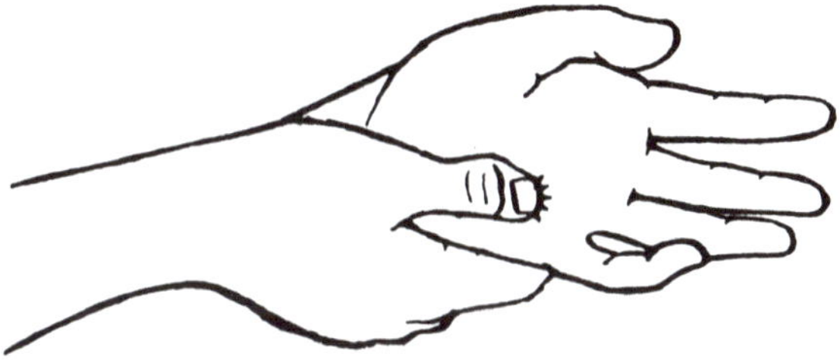

2. El movimiento de la oruga en las cinco zonas

A continuación, aplica el movimiento de la oruga (apretar, deslizar, apretar) para recorrer hacia arriba las cinco zonas de las plantas de cada pie o palmas de cada mano (incluidos los dedos). Luego, recorre cada mano o pie de a lado a lado. Ve con cuidado cuando trabajes sobre los tendones.

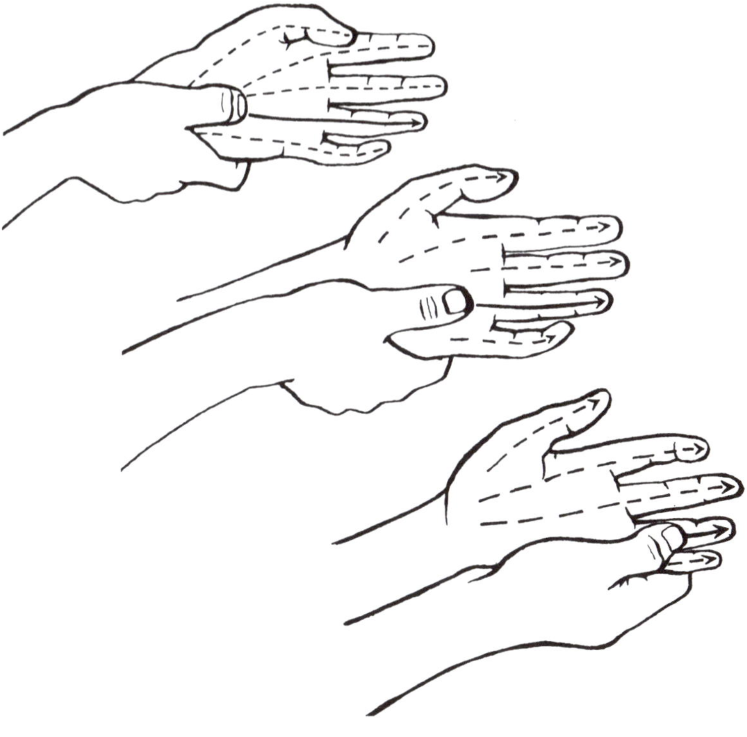

3. Movimiento del plexo solar

A continuación, localiza el punto reflejo del plexo solar en cada mano. Éste corresponde al nudo que notas en el medio cuando estás tensa o estresada. Presiona el pulgar en estas zonas y añade presión; luego, relaja.

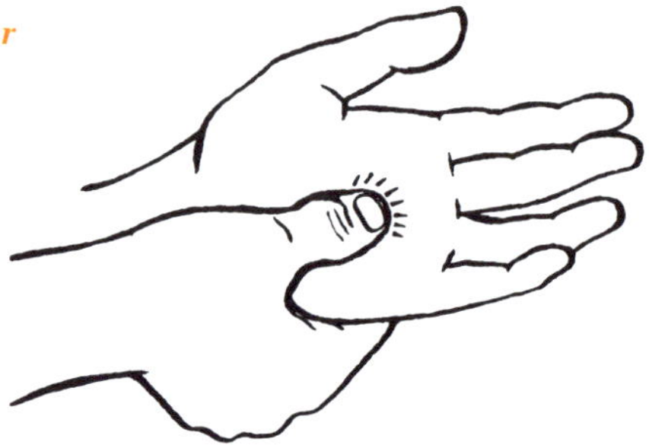

Puedes añadir cualquiera de las siguientes técnicas a la sesión de relajación general. Acuérdate de trabajar siempre con cuidado; si algún movimiento te resulta incómodo, varía la presión. Descubre qué movimientos te gustan más:

4. El pellizco

Mantén la mano en ángulo recto con el pie o la mano en la que estás trabajando, utiliza el pulgar para apretar los puntos reflejos. Esta técnica se emplea particularmente para la glándula pituitaria.

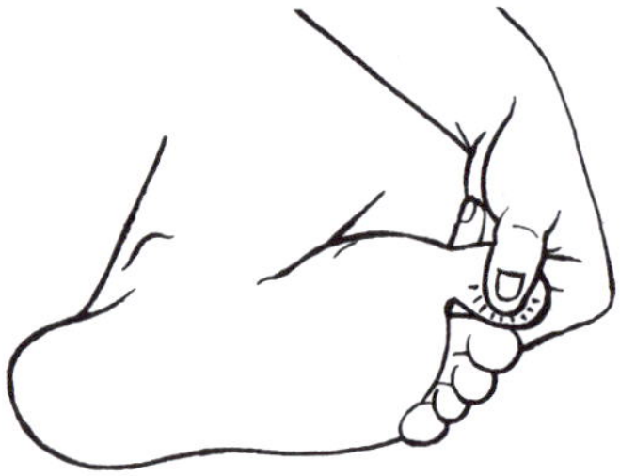

5. Amasamiento

Puedes emplear los nudillos de la mano para amasar las plantas de los pies o las palmas de las manos. Aplica una presión de ligera a media.

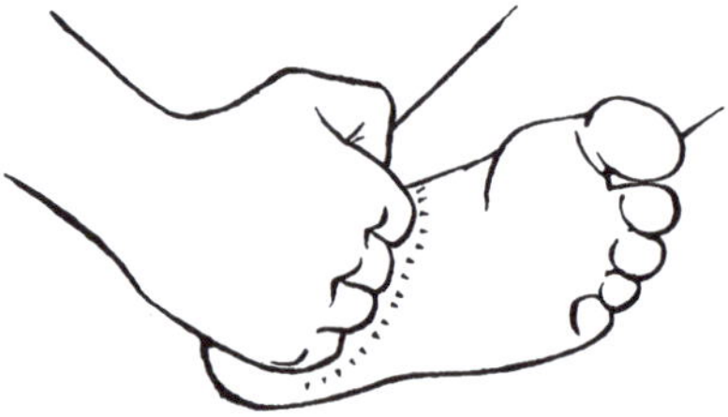

6. Cacheteo

Poniendo la mano en forma de hacha –el meñique representa el filo– golpea ligeramente las palmas de las manos.

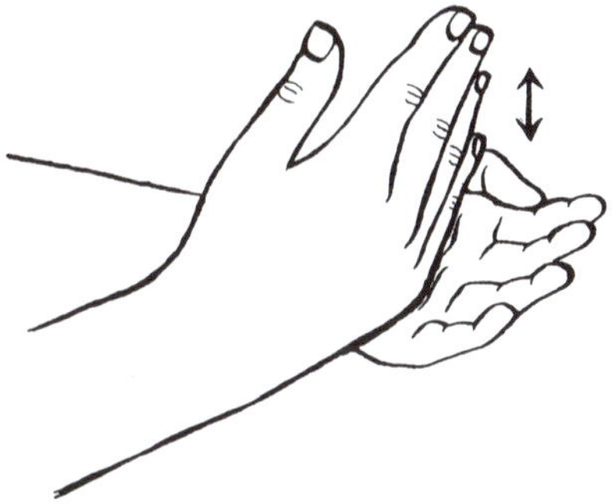

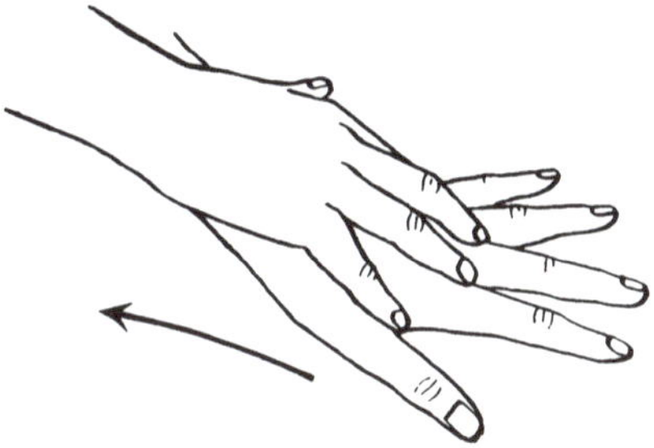

7. Fricción

Aplicando un roce muy ligero, acaricia con los dedos los pies o las manos desde la punta de los dedos hacia los talones (o de las yemas hacia la muñeca). Procura acariciar en una sola dirección.

8. Rotación

Sujeta el tobillo o la muñeca con una mano y haz rotar suavemente el pie o la mano en el sentido de las agujas del reloj, y a la inversa con la otra mano, con movimientos suaves.

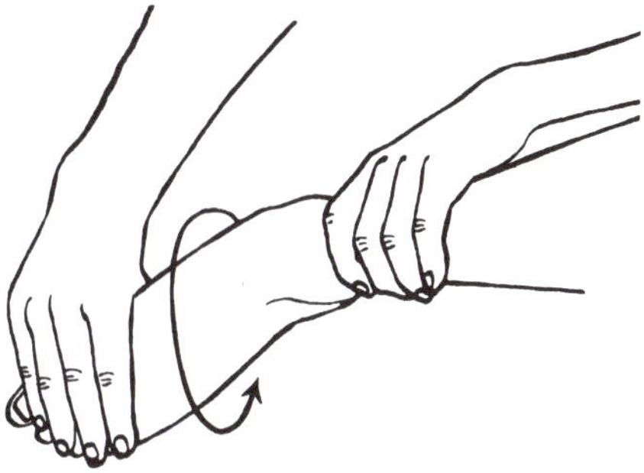

9. Giros de los dedos de los pies

Coge cada dedo de los pies, mientras sujetas el pie con la otra mano, y hazlo girar suavemente en la dirección de las agujas del reloj.

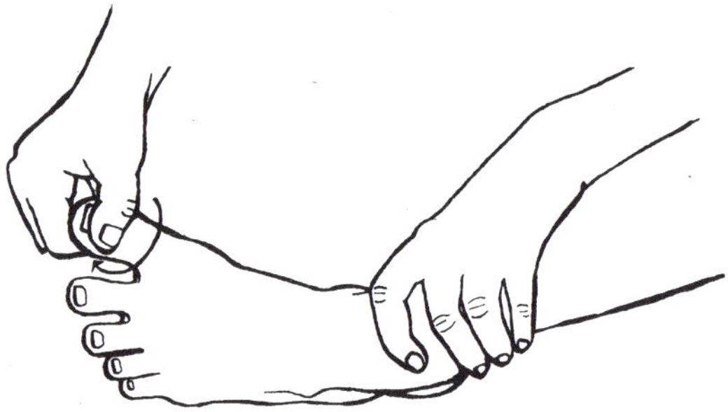

DESPUÉS

Es mejor no precipitarte inmediatamente después de la sesión o ejercicio. Dedica unos minutos a respirar con suavidad antes de moverte. Bebe un vaso de agua.

¿Cómo me sentiré?

Tu cuerpo es completamente distinto al de todas las demás personas, y por tanto tu respuesta a la reflexología tamibén será diferente a la de los demás. Incluso tu reacción será diferente de un día a otro, porque tu cuerpo cambia constantemente. Un día te sientes mentalmente alerta y energética, con una sensación de bienestar, y al siguiente quizá te sientes cansada y emotiva.

Si estás resfriada o sufres alguna infección, quizá te sientas cansada después de practicar la reflexología, o quizá tengas la sensación de que tu resfriado ha empeorado por un breve período; ello es debido a que las toxinas suben a la superficie para ser liberadas del cuerpo. Si realizas los ejercicios para el insomnio, es posible que después te sientas más alerta o somnolienta porque tu cuerpo necesita más descanso. Recuerda: tu cuerpo sabe lo que necesita para recuperar el equilibrio. Es mejor estar libre de expectativas respecto a cómo puede reaccionar tu cuerpo a la reflexología.

Sin embargo, en la mayoría de los casos te sentirás más relajada, y si estás sometida a tensión, te ayudará a afrontar el mundo de nuevo. Recuerda que los ejercicios de reflexología que aparecen en este libro están pensados para ayudarte a manipular tu cuerpo y a responsabilizarte de tu vida, no para curarte tus males. A continuación se da una lista de algunas reacciones generales que es posible experimentar después de practicar al autorreflexología:

Físicas

Es posible que:

Tengas mucha energía (debido a que has estimulado tu cuerpo).

Estés cansada (porque has liberado toxinas).

Sudes (por una mayor circulación).

Estés temblorosa (porque has liberado o aumentado la energía nerviosa).

Te sientas mareada (porque has oxigenado tu cuerpo).

Tengas náuseas (por la liberación de toxinas).

Tu orina sea más oscura (debido a la liberación de toxinas).

Se altere tu ritmo cardíaco (porque tu respiración se compensa).

Tengas sarpullido (por la liberación de toxinas a través de la piel).

Aumente el flujo vaginal (debido a la estimulación de las hormonas).

Tengas movimientos intestinales (porque has equilibrado el sistema digestivo).

Sufras dolor de cabeza (debido a la liberación de toxinas).

Emocionales

Es posible que te sientas:

Con ganas de llorar (por la liberación de emociones).

Bien (por una sensación de bienestar).

Feliz, serena y equilibrada emocionalmente.

Excesivamente emotiva (por la liberación de estrés).

Mentales

Es posible que tengas:
Claridad mental.
Confusión.
Viveza mental.
Indiferencia.

Espirituales

Es posible que sientas:
Que estás conectada con la vida y los demás.
Una autoconciencia interior.
Paz espiritual (por la conexión interior con el yo).
Ninguna conexión con la espiritualidad.

Si tienes una o más reacciones, alégrate porque estás experimentando la liberación de las energías negativas que posiblemente te han causado la enfermedad o han permanecido en espera de causar problemas más adelante. Las reacciones suelen ser pasajeras, pero si continúan o te preocupan, habla de ello con tu médico. Sin embargo, en general, no hay que alarmarse por las reacciones que siguen a la reflexología. Las reacciones pueden aparecer inmediatamente después de la sesión de reflexología o al cabo de unas horas.

Si no tienes ninguna reacción, ¡fantástico! No te preocupes, eso no significa que la reflexología no te haya ido bien. Todos experimentamos reacciones diferentes. ¡Conócete a ti misma y diviértete!

Lo que hay que hacer y lo que no hay que hacer

La reflexología es una terapia natural muy segura, que se ha practicado durante miles de años y que en la actualidad se emplea en muchos centros de salud, hospitales y clínicas de todo el mundo. Si practicas la reflexología con cuidado y consideración te sentirás muy bien y cosecharás sus beneficios. Sin embargo, acuérdate de seguir las orientaciones básicas que se dan en esta lista. Si practicas con un amigo o un miembro de tu familia, comprueba con él esta información.

Se recomienda que consultes con tu médico antes de recibir o practicar la reflexología. Tu médico en particular tiene que saber si sospechas que padeces alguna enfermedad, si sufres algún dolor recurrente o no diagnosticado, si hay sospecha de embarazo, si tomas medicación o si recientemente te has sometido a alguna operación, y consultará tu historial médico antes de valorar si recibir tratamiento de reflexología será inocuo para ti. Quizá sea mejor que visites a un reflexólogo profesional en lugar de practicar el tratamiento tú misma.

Lo que hay que hacer:

- Acuérdate de practicar las técnicas de relajación general durante unos minutos antes y después de realizar cualquiera de los ejercicios de autoayuda de este libro.
- Cubre cualquier verruga que tengas en los pies para impedir que se extienda la infección.
- Aplica una presión muy suave si tienes osteoporosis, huesos frágiles, la menstruación o alguna inflamación o hinchazón en los pies o las manos.
- Procura mantener la espalda recta cuando practiques la autorreflexología, para evitar el dolor de espalda debido a una mala postura.
- Aplica una presión muy suave cuando trabajes con ancianos o niños pequeños.
- Acuérdate de beber un vaso de agua después de los ejercicios.
- Consulta con tu médico si te preocupa alguna reacción que tengas como consecuencia de la aplicación de reflexología.

Lo que no hay que hacer:

- No te sometas a reflexología en caso de embarazo de menos de cuatro meses o si tienes tendencia a sufrir abortos.
- No trabajes en las zonas reflejas de tus órganos reproductores (ovarios, útero, trompas de Falopio) o glándula pituitaria durante el embarazo.
- No recibas reflexología si tienes flebitis o trombosis.
- No trabajes directamente sobre ningún hueso roto, corte, herida, cicatrices o zonas dañadas.

- No trabajes sobre venas varicosas.
- No trabajes sobre zonas afectadas con pie de atleta, de lo contrario es posible que extiendas la infección.
- No practiques más de una sesión en un día; no excedas el tiempo indicado.

Segunda parte

Autoayuda para adquirir energía y vitalidad

Los ejercicios de autoayuda

La práctica regular de la reflexología puede servir de medicina preventiva y ayudar a luchar contra el proceso de envejecimiento al liberar la tensión de tu cuerpo y desintoxicarlo, manteniéndote sano. Te proporcionará energía y vitalidad. Deja que la reflexología te inspire para conocer tu asombroso cuerpo (aunque no creas que es perfecto) y la tarea que realiza al llevarte por la vida y permitirte experimentarla. Aprende a hacerte amigo de ti mismo mientras realizas tus ejercicios y a disfrutar tocándote. El tacto te ayudará a sentirte segura y cómoda en tu piel. Resulta muy curativo y también contribuye a que estés guapa.

Los ejercicios para adquirir energía y vitalidad están creados para que aproveches al máximo tu vida ayudándote a sentirte guapa y feliz. Sentirte bien por dentro te hará sentirte bien por fuera.

Así que es importante que te deshagas del estrés, porque el estrés puede hacerte parecer fea: arrugas en la cara, falta de vitalidad, tez y pelo apagados, etc. Aprende a afrontar tus temores y a aceptar el cambio. Cuanto más aprendas a adaptarte y a aceptar tus circunstancias en la vida, más guapa estarás. Aprende a reírte incluso en los malos momentos; eso te ayudará a seguir adelante y a evitar problemas derivados de la falta de energía y vitalidad.

Acuérdate de consultar con tu médico antes de practicar ninguna de las sesiones de autoayuda y de leer «Lo que hay que hacer y lo que no hay que hacer» en las páginas 57-58. Lee «Calentamiento» (páginas 43-46) y después practica las reglas de relajación general (páginas 48-52) antes y después de practicar los ejercicios.

Los primeros ejercicios están destinados al *pensamiento positivo* para aumentar la confianza. Confianza significa que te sientes a gusto en tu cuerpo y puedes afrontar cualquier situación, pues sabes que eres capaz de hacer todo lo posible, que llegarás hasta el final. Confianza significa que te sientes cómoda con quien eres y que crees en ti misma. Te ofrece una perspectiva positiva de la vida. Cuando tienes confianza en ti misma, atraes a la gente porque te sientes más hermosa.

Sin embargo, aun cuando tengas confianza pueden existir momentos en que necesites practicar los *ejercicios para la fuerza* para superar los altibajos de la vida. Estos ejercicios te ayudarán a tener energía y determinación para seguir adelante en momentos de aflicción, o cuando te sientes cansada en general. Quizá desees practicar esta sesión como ayuda para hacer frente a tus obligaciones.

Los *ejercicios para la relajación* han sido creados para desconectar en general el fin de semana, en vacaciones o en cualquier momento que desees sentirte maravillosa, sensual, relajada y a gusto.

Puedes realizar los *ejercicios para la vitalidad* para inspirarte y estimular tus energías con el fin de encontrar ese brillo en tus ojos que atrae y te hace sentir viva por dentro.

Los *ejercicios para el sexo* pueden ayudarte a desconectar de la jornada, a relajarte y a sentirte conectada contigo misma y con tu pareja, preparando así tu cuerpo para la intimidad y la participación. La reflexología te conecta con las mismas energías que das y recibes durante las relaciones sexuales.

Los *ejercicios para el metabolismo* te ayudan a equilibrar

tu metabolismo y, en general, a sentirte feliz en tu cuerpo para encontrar su peso y forma saludables.

Los *ejercicios para la desintoxicación* han sido creados para ayudarte a mantener tu cuerpo sano y libre de toxinas. Cuando estás sana las energías de tu cuerpo fluyen fácilmente, y también tu vida entera.

El objeto de todos los ejercicios de energía y vitalidad es animarte e inspirarte, y ayudarte a amar y a aceptar tu cuerpo. Cuando te sientes amada eres más susceptible de ser amada y más capaz de compartir tu amor con los demás.

La reflexología te ayuda a crear armonía y equilibrio en todo tu cuerpo. El equilibrio es la clave de la vida feliz y sana, así que también necesitas encontrar el equilibrio entre tus energías masculinas y femeninas. El lado izquierdo de tu cerebro y el lado derecho de tu cuerpo se asocian con la lógica, la acción, la ambición, el impulso, la iniciativa, dar y salir al mundo; a esto le llamamos energías «masculinas». Una enfermedad en esta parte del cuerpo puede ser un pequeño recordatorio de que tienes problemas con tu masculinidad, tus relaciones con tu padre o los hombres en general.

El lado derecho de tu cerebro e izquierdo del cuerpo están relacionados con la creatividad, la receptividad, la comprensión y la intuición, y estas cualidades se asocian con las energías «femeninas». Si siempre tienes enfermedades en este lado del cuerpo, examina tu relación con tu feminidad, tu capacidad de cuidarte y mimarte, y también a los demás, y tu relación con tu madre o las mujeres en general.

Mantener el equilibrio entre tus energías masculinas y femeninas te ayuda a ser feliz. Hoy en día, el papel del hombre y de la mujer se han hecho mucho más flexibles: las mujeres a menudo salen a trabajar mientras los hombres se quedan en casa a cocinar y a cuidar de los niños. La mujer está utilizando sus energías masculinas para actuar y proporcionar seguridad, y el hombre las suyas para ser comprensivo y creativo. Sin embargo, todo el mundo puede ser ambas cosas. A veces, cuando nos «falta» una cualidad (o está latente), la buscamos en un compañero o en amigos para formar un todo. Es muy importante ser un todo en ti misma; y, como ya he mencionado, la relación más importante es la que tienes contigo misma. Con los ejercicios de autoayuda te comunicarás mejor contigo misma para explorar tus energías masculinas y femeninas.

Resulta difícil ser totalmente autosuficiente en todos los aspectos de la vida, ya que todos tenemos necesidades para cuya satisfacción buscamos la ayuda de otras personas.

Mente, cuerpo y espíritu

La reflexología puede ayudar a la mente, el cuerpo y el espíritu proporcionando energía y vitalidad.

La mente

Tus ejercicios ayudan a tu mente estimulando el pensamiento positivo para que aceptes tus problemas y para proporcionarte la claridad mental necesaria para ver qué decisiones tienes que tomar en tu vida. Te estimulan a buscar conocimiento, información y educación.

Una actitud positiva ayuda a mejorar tu calidad de vida. Cuando eres negativo y destructivo, las cosas tienden a ir mal, tu energía disminuye y te estancas.

El cuerpo

Practicar la reflexología ayuda a mantener tus energías en movimiento y tu cuerpo libre de enfermedades eliminando las toxinas y manteniendo todo tu cuerpo físico equilibrado. Ayuda a tu cuerpo a curarse, proporcionándote un pelo brillante, una piel transparente, unos ojos vivos y un cuerpo enérgico rebosante de vitalidad.

El espíritu

Cuando practicas los ejercicios para tener energía y vitalidad, te abres y te conectas con tu yo interior. Sentirte conectada interiormente te ayuda a sentirte conectada con los demás, incluso con toda la humanidad. Te anima a pensar en cómo puedes ayudar a los demás, servirles de alguna manera.

✋	Cada símbolo de una mano representa 5 minutos de duración.
1	Este número se refiere a los puntos de reflexología numerados que corresponden a las partes del cuerpo señaladas en los cuadros de fácil referencia de Jim Horan de las páginas 188-193. Consulta estos cuadros para la localización exacta de los puntos reflejos. Observa que algunos puntos reflejos, por ejemplo **16**, el corazón y las zonas relacionadas con el corazón, si sitúan en más de una zona de la mano o del pie.

Ejercicios para el pensamiento positivo

TIEMPO: 15 minutos, hasta 3 veces por semana, en las manos. Practica las técnicas de relajación general de las páginas 48-52 durante unos minutos antes y después de este ejercicio.

Trabaja las siguientes zonas reflejas de ambas manos:

1. El cerebro y la cabeza 1
Trabajar estos puntos te ayuda a tener claridad de pensamiento y a aliviar las preocupaciones.

2. La garganta 8
Este punto reflejo te permite expresarte cuando te falta confianza.

3. La glándula pituitaria 5
Trabaja este punto con firmeza para equilibrar tus hormonas y sentirte bien y en contacto con tus emociones.

4. El pecho, los pulmones 13 **y el diafragma** 18
Para ayudarte a respirar profundamente; cuando sientes temor tu respiración se hace muy poco profunda y es posible que te marees.

5. Las glándulas suprarrenales 26
Para calmarte cuando estás ansiosa y aumentar tu energía.

6. El plexo solar 17
Para calmar los nervios.

Véase una guía completa de los puntos numerados en los cuadros de fácil referencia de las páginas 188-193.

Trastorno

Si te falta confianza en ti misma, puede que experimentes una sensación de falta de esperanza, de ira o de letargo, o que te sientas infeliz, insegura o temerosa. Quizá estés perezosa, tu creatividad puede estar bloqueada y quizá te sientes incapaz de pensar de forma positiva o de comunicarte libremente.

Causa

Puede estar causado por el miedo al cambio, la desgana a avanzar con tu vida porque temes lo desconocido. Quizá tienes miedo de ser rechazada o de no ser lo bastante buena. Quizá no te valoras a ti misma o es posible que otras personas te hayan dicho que no valías nada, por lo que no lo intentas. Pero esto sólo sirve para agravar tus sentimientos de desaprobación y como consecuencia te hace sentirte letárgica. La falta de confianza también puede ser una excusa para no aceptar responsabilidades en tu vida.

Ventajas de la reflexología

La reflexología te ayuda a conectarte con tu yo interior. Las cosas no siempre irán como tú deseas, claro, pero si tienes confianza aceptarás la vida y la aprovecharás al máximo. Cuando irradias confianza atraes hacia ti a personas y a situaciones positivas, o sea que la vida mejora de todos modos.

Físicamente, la reflexología te ayuda abriendo tu diafragma para relajar la respiración. Esto te ayuda a respirar hondo y a saltar en la parte más profunda de la piscina cuando es necesario. La reflexología influye en tu garganta para ayudarte a expresarte, en tus hormonas para que te sientas bien o en tu cerebro para que veas las cosas claras, y estimula todas tus energías y tu creatividad.

1. El cerebro y la cabeza 1

Aplica el movimiento de la oruga con el dedo en estas zonas.

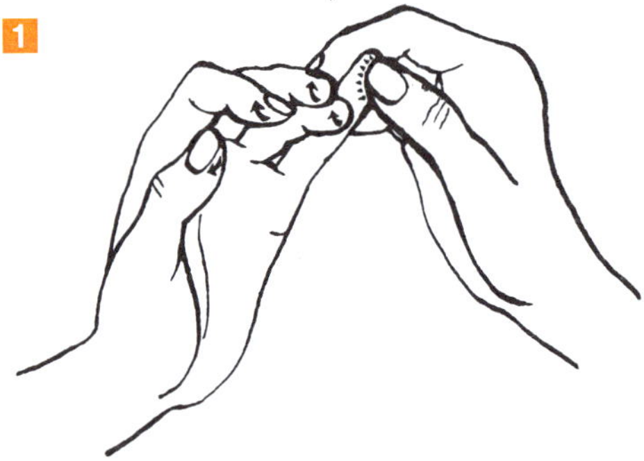

2. La garganta 8

Aplica el movimiento de la oruga sobre esta zona empleando el pulgar.

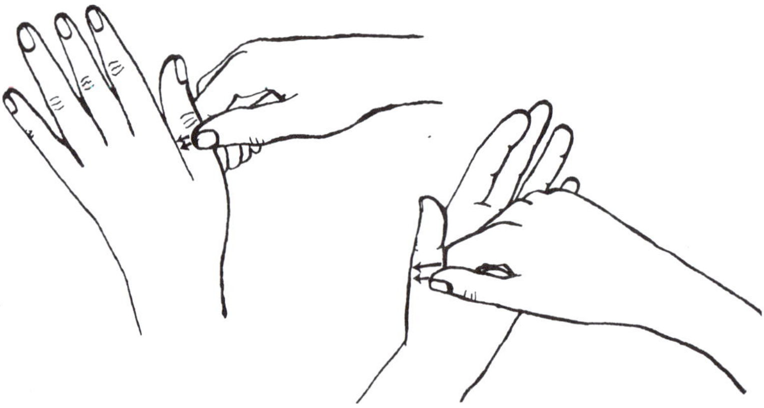

3. La glándula pituitaria 5

Aplica el movimiento del pellizco, manteniendo la mano derecha en ángulo recto con estos puntos reflejos.

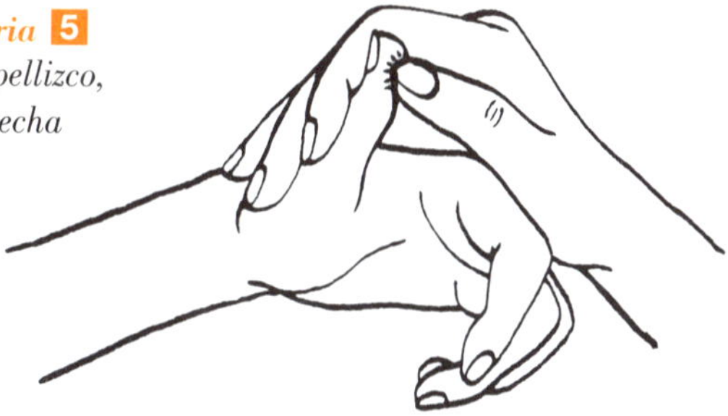

4. El pecho, los pulmones 13 y el diafragma 18

Aplica el movimiento de la oruga en estas zonas de la mano de izquierda a derecha.

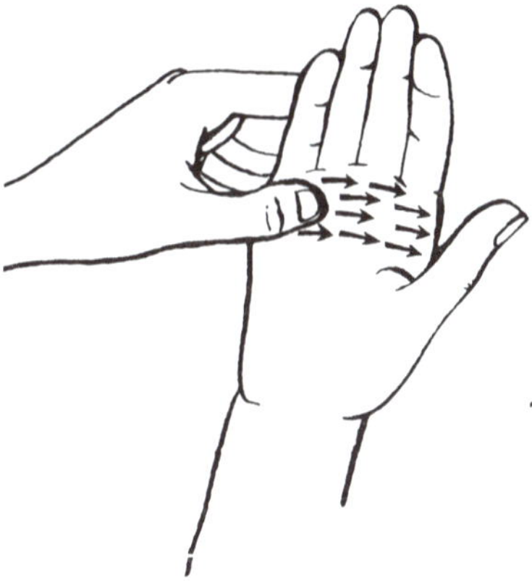

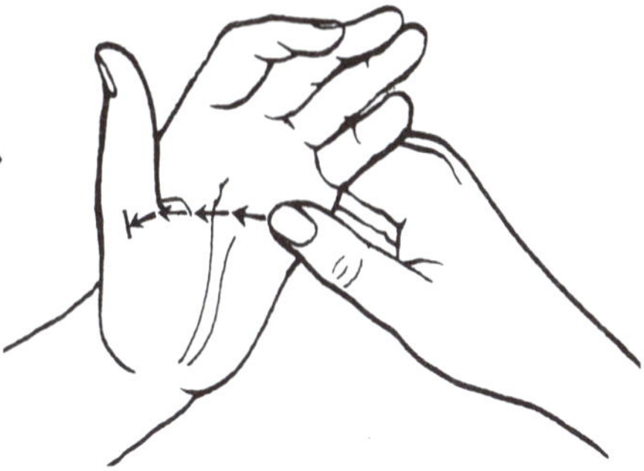

5. Las glándulas suprarrenales 26

Aplica el movimiento de la oruga sobre este punto.

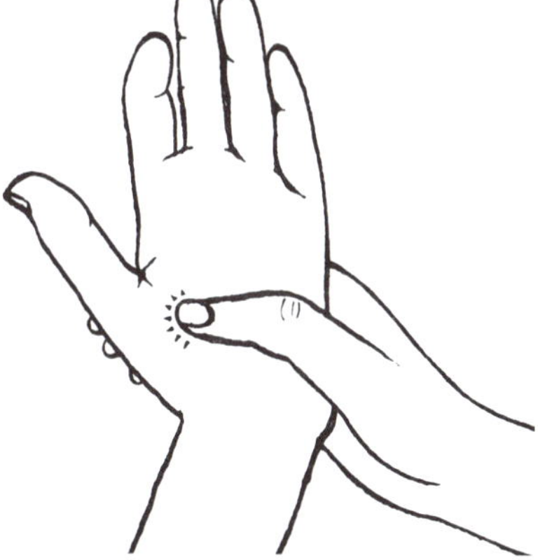

6. El plexo solar 17

Trabaja con el pulgar esta zona, aplicando presión y soltando después. Repite unas cuantas veces.

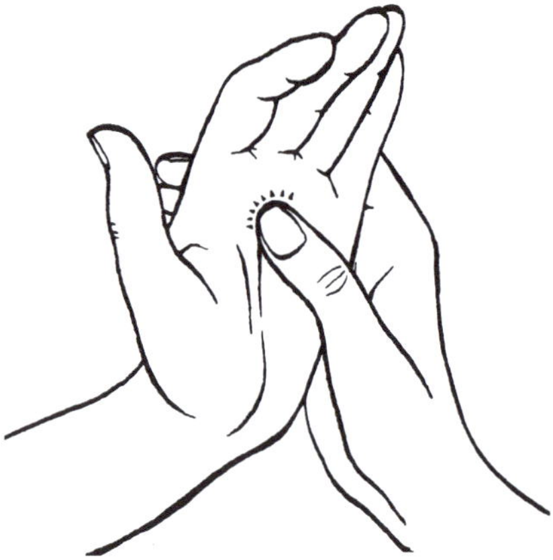

Ejercicios para la fuerza

TIEMPO: 20 minutos, hasta dos veces a la semana, en las manos. Practica las técnicas de relajación general de las páginas 48-52 durante unos minutos antes y después de estos ejercicios.

Trabaja las siguientes zonas reflejas en ambas manos:

1. El cerebro y la cabeza 1
Para aclarar tu mente de cualquier confusión.

2. La glándula pituitaria 5
Para calmar tus emociones y sentirte bien.

3. La glándula tiroides 12
Para equilibrar el metabolismo.

4. Los pulmones 13 y el diafragma 18
Para regular la respiración y desintoxicar el cuerpo.

5. Las glándulas suprarrenales 26
Para equilibrar tus niveles de energía.

6. El plexo solar 17
Para calmar los nervios y relajarte.

7. Los riñones 27
Para eliminar toxinas del cuerpo.

8. La columna 52, 53, 54, 56
Para estimular la circulación y relajar el cuerpo entero.

9. La articulación sacroilíaca 55
Para relajar la parte inferior de la espalda.

Véase una guía completa de los puntos numerados en los cuadros de fácil referencia de las páginas 188-193.

Trastorno

Cuando experimentas una falta de fuerza quizá te sientes agotada, abatida, confusa, frustrada o desesperada, o quizá emotiva y sensible. Quizá no tengas ganas de levantarte de la cama por la mañana o eres incapaz de tener voluntad para pasar otro día.

Causa

Es posible que los problemas que la vida te presenta te resulten agobiantes, pero aunque haces todo lo que puedes, las cargas y responsabilidades son una carga para ti. Quizá experimentas una falta de vigor físico o fuerza porque no quieres mirar el problema, escondes la cabeza y niegas su existencia. Hay ocasiones en la vida en que no ves en qué dirección tienes que ir y eso te hace experimentar una pérdida de fuerza y vitalidad. También es posible que pierdas tu fuerza como consecuencia de haber sido el apoyo de otros.

Ventajas de la reflexología

La reflexología puede proporcionarte fuerza interior reconectándote con tu cuerpo y permitiéndote espacio y tiempo para ti, para curarte. Practicar los ejercicios puede ayudarte a equilibrar tu cuerpo completo de modo que puedas afrontar las situaciones de un modo calmado y centrado. La fuerza aumenta nuestra capacidad de superar los altibajos de la vida. Practica estos ejercicios siempre que necesites fuerza.

1. El cerebro 1
Aplica el movimiento de la oruga en la zona del cerebro en el dedo.

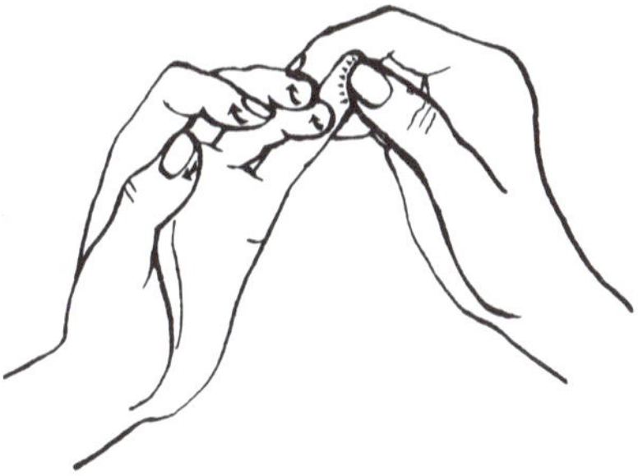

2. La glándula pituitaria 5
Pellizca este punto utilizando el pulgar.

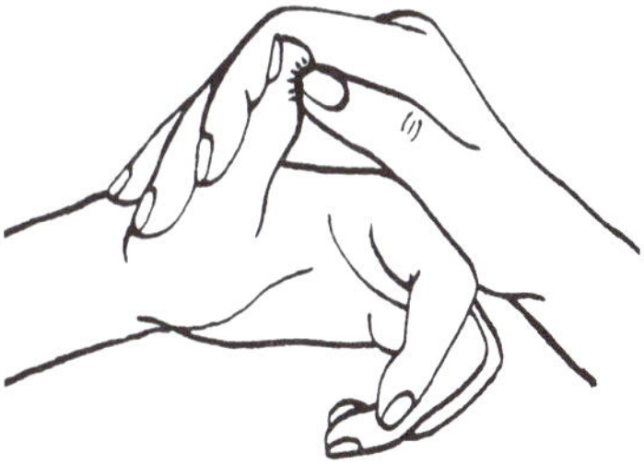

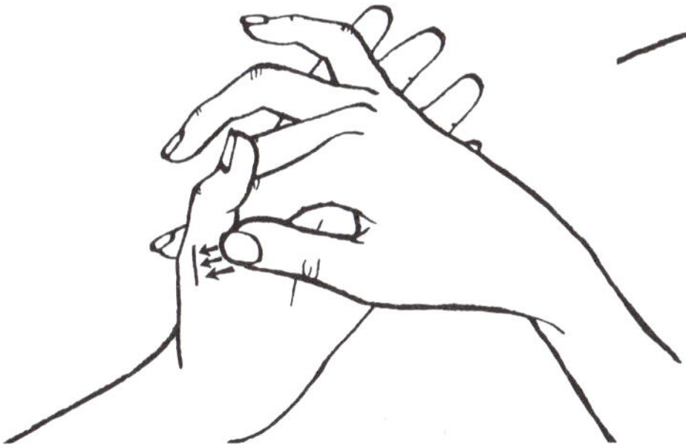

3. La glándula tiroides 12
Aplica el movimiento de la oruga con el pulgar sobre este punto.

4. Los pulmones 13 *y el diafragma* 18

Trabaja esta zona amplia aplicando el movimiento de la oruga en las manos de un lado a otro.

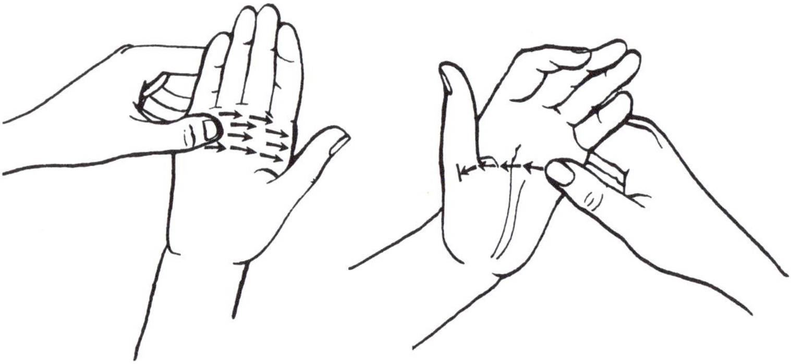

5. Las glándulas suprarrenales 26

Las glándulas suprarrenales están situadas cerca de los riñones; trabájalas aplicando el movimiento de la oruga.

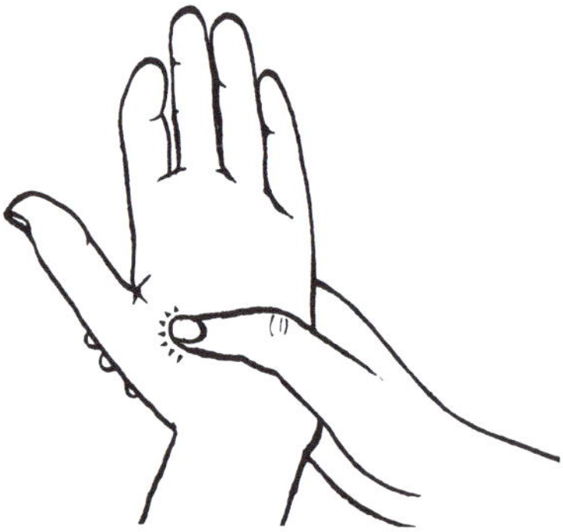

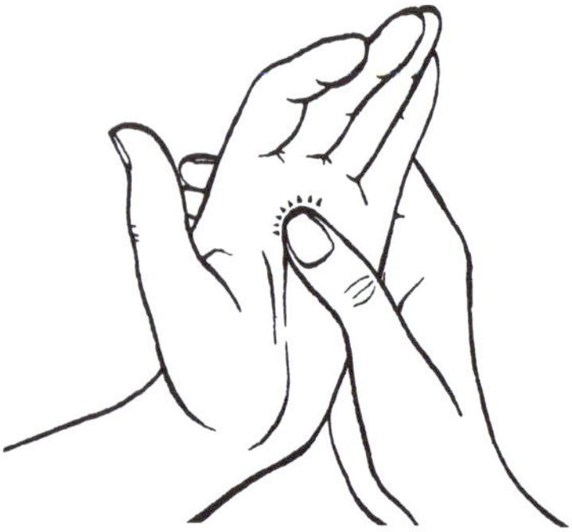

6. El plexo solar 17

Presiona con el pulgar el punto del plexo solar, añade presión; luego aplica el movimiento de la oruga sobre este punto.

7. Los riñones 27

Trabaja con el pulgar la zona del riñón.

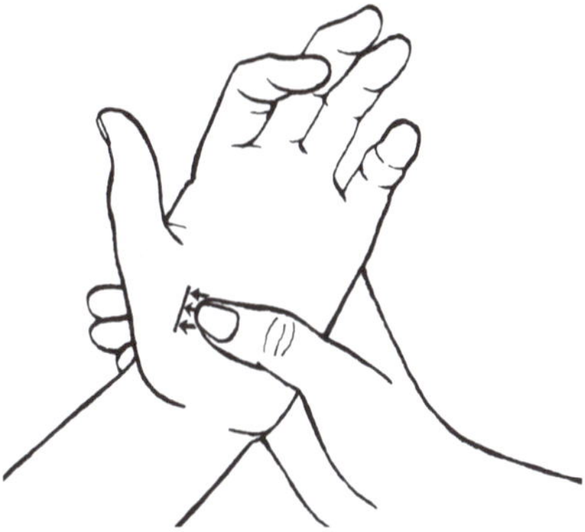

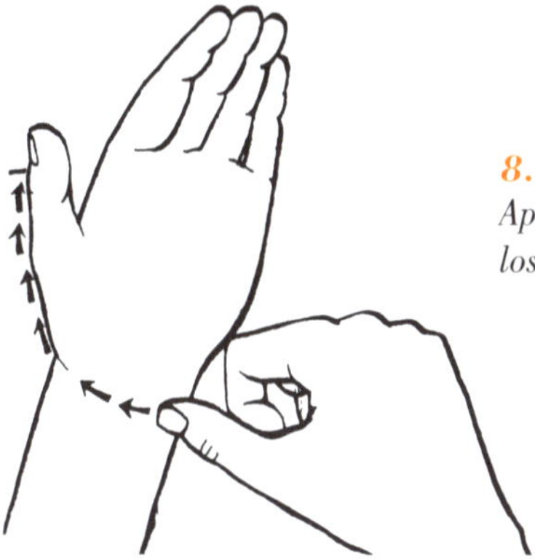

8. La columna 52, 53, 54, 56

Aplica el movimiento de la oruga por los puntos reflejos de la columna.

9. La articulación sacroilíaca 55

Aprieta ligeramente la zona refleja sacroilíaca.

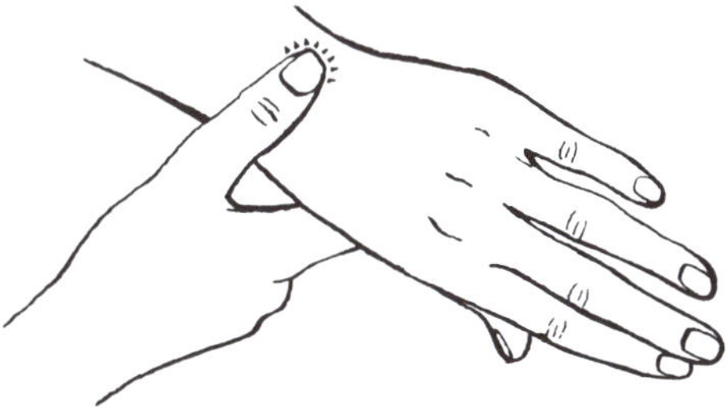

Ejercicios para la vitalidad

TIEMPO: 10 minutos, hasta 3 veces a la semana, en las manos. Practica las técnicas de relajación general de las páginas 48-52 durante unos minutos antes y después de estos ejercicios.

Trabaja las siguientes zonas reflejas en ambas manos:

1. La glándula pituitaria 5
Para equilibrar las hormonas y sentirte bien.

2. El corazón y zonas relacionadas con el corazón 16 y los pulmones 13
Para estimular la circulación y fomentar la respiración adecuada.

3. El plexo solar 17
Para estimular la energía liberando la tensión nerviosa del cuerpo.

4. Las glándulas suprarrenales 26
Para estimular el nivel de adrenalina y hacer que la energía circule.

5. El páncreas 25
Para equilibrar los niveles de azúcar en la sangre.

6. El intestino delgado 42
Para acelerar el proceso digestivo y liberar toxinas del sistema digestivo.

7. La columna 52, 53, 54, 56
Para relajar el cuerpo entero, estimular y calmar los nervios y mejorar la circulación.

8. La articulación sacroilíaca 55
Para relajar la parte inferior de la espalda.

Véase una guía completa de los puntos numerados en los cuadros de fácil referencia de las páginas 188-193.

Trastorno

Tez apagada, ojos cansados, letargo.

Causa

Se puede perder la vitalidad como consecuencia de una enfermedad general en el cuerpo, mala circulación y sistema inmunológico pobre, emociones reprimidas y deprimidas o a causa de un exceso de actividad durante la jornada laboral.

Ventajas de la reflexología

La reflexología te ayuda estimulando las energías de tu cuerpo entero y conectándote con tus deseos e inspiraciones interiores. Cuando estás inspirada tu vitalidad aumenta. Tienes un brillo especial en los ojos, una alegría de vivir que te anima y estimula a todos los que te rodean. Puedes practicar estos ejercicios en cualquier momento del día para dar energía a tu cuerpo.

1. La glándula pituitaria 5

Pellizca en el punto de la glándula pituitaria con el pulgar.

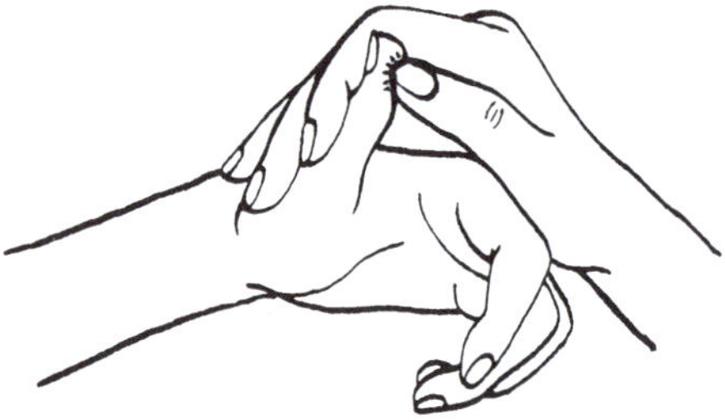

2. El corazón y zonas relacionadas con el corazón 16 *y los pulmones* 13

Trabaja a través de la zona de los pulmones utilizando el movimiento de la oruga. Después, trabaja los puntos reflejos del corazón.

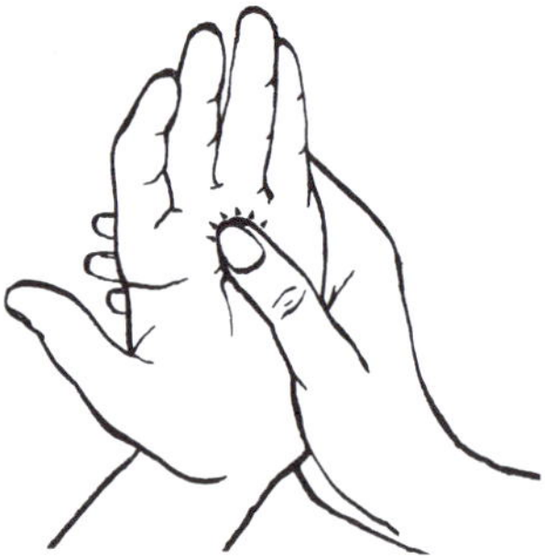

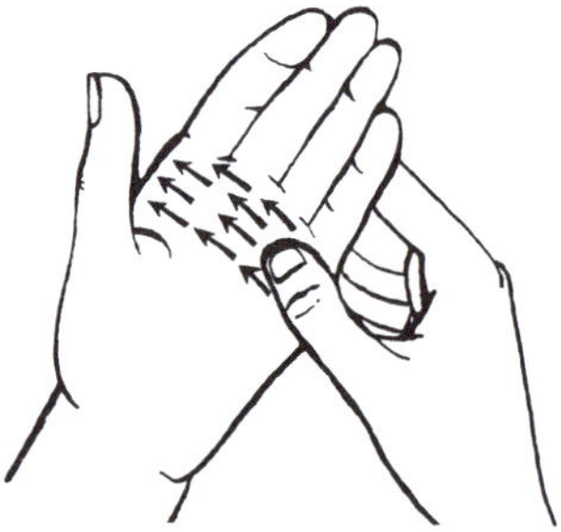

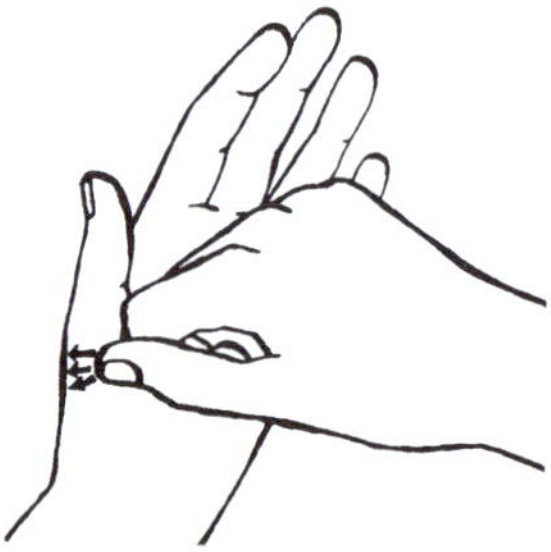

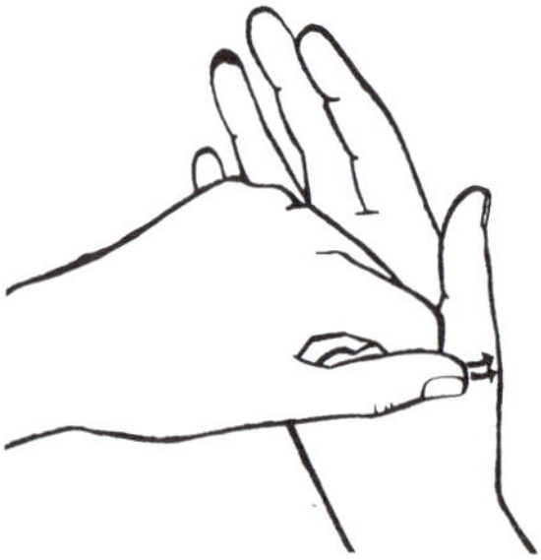

3. El plexo solar 17

Presiona esta zona con el pulgar y libera la presión.

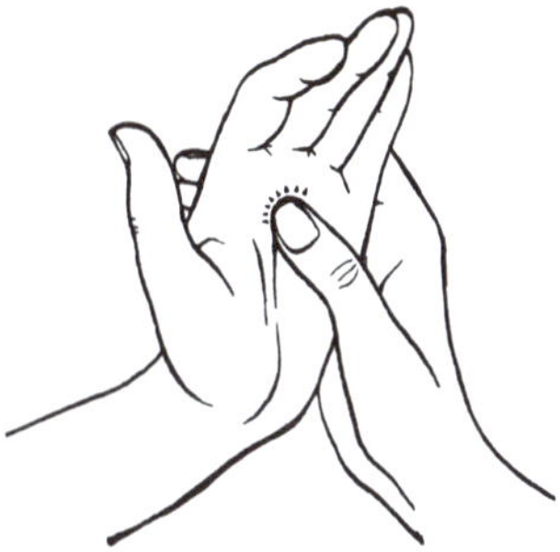

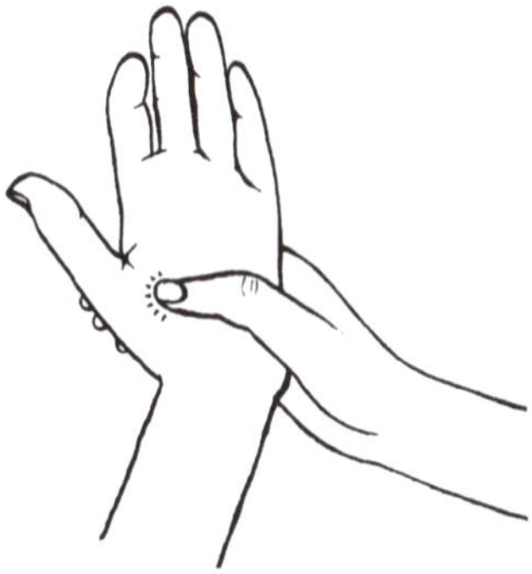

4. Las glándulas suprarrenales 26

Aplica el movimiento de la oruga sobre el punto de las suprarrenales.

5. El páncreas 27

Sólo la mano izquierda. Trabaja en la zona del páncreas con el pulgar aplicando el movimiento de la oruga.

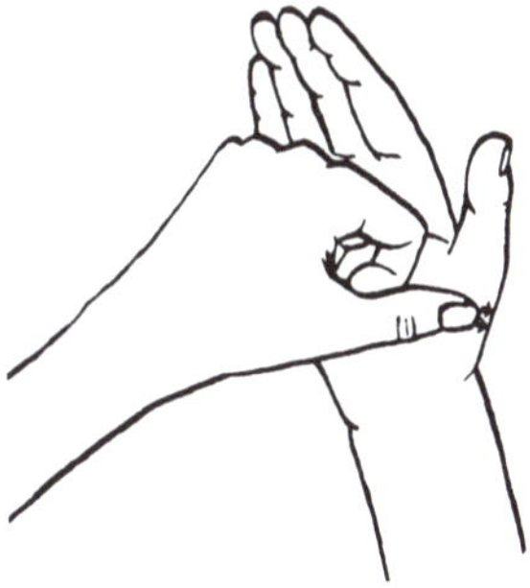

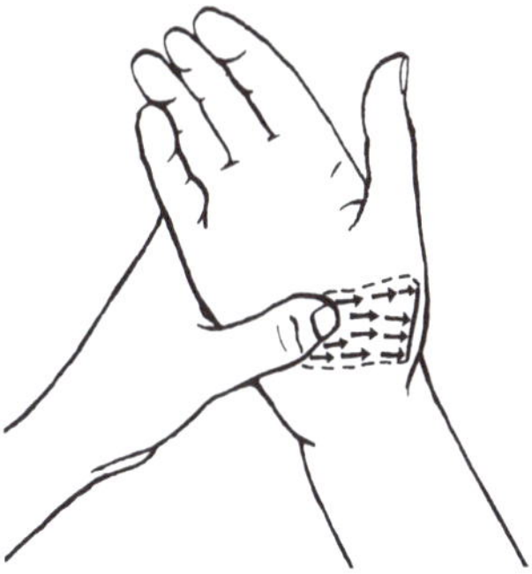

6. El intestino delgado 42

Aplica el movimiento de la oruga a través de la zona del intestino delgado.

7. *La columna* 52, 53, 54, 56

Con el pulgar, aplica el movimiento de la oruga desde el pulgar hasta la base.

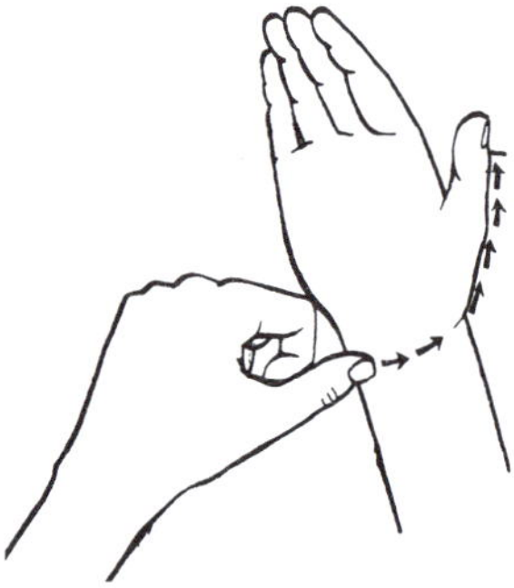

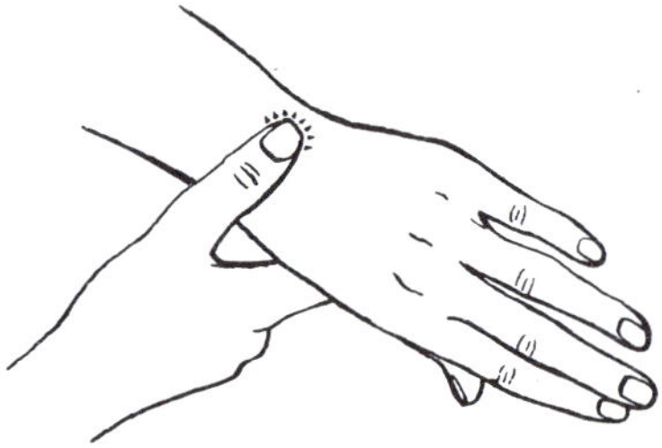

8. *La articulación sacroilíaca* 55

Presiona suavemente este punto con el pulgar.

Ejercicios para la relajación (para personas sanas)

TIEMPO: 20 minutos, hasta 3 veces a la semana, en ambos pies. Practica las técnicas de relajación general de las páginas 48-52 durante unos minutos antes y después de estos ejercicios.

Trabaja las siguientes zonas reflejas en ambos pies:

1. La glándula pituitaria 5
Para equilibrar las hormonas y mantenerte feliz y calmada.

2. El pecho, los pulmones 13 y el diafragma 18
Para liberar la tensión de la respiración y con ello relajar el cuerpo.

3. El plexo solar 17
Para liberar la tensión de todo el sistema nervioso

4. La columna 52, 53, 54, 56
Para calmar todo el cuerpo y estimular la circulación y las respuestas nerviosas.

5. La articulación sacroilíaca 55
Para relajar la parte inferior de la espalda.

Véase una guía completa de los puntos numerados en los cuadros de fácil referencia de las páginas 188-193.

Trastorno

Te sientes inquieta, nerviosa y tensa.

Causa

La tensión en una persona sana puede ser consecuencia de excederse en las cosas buenas de la vida o por un exceso de excitación. Asimismo, puedes sentirte tensa en general debido al ruido (tráfico, música, llanto del bebé, etc.) o por falta de ejercicio.

Ventajas de la reflexología

Los ejercicios de reflexología pueden animarte y relajarte. Te ayudan a equilibrar el cuerpo completo y permiten que la tensión desaparezca. Quizá te guste practicarlos cuando no tienes nada que hacer más que mimarte a ti misma. ¿Por qué no darte ese capricho? Estos ejercicios te ayudarán a mantenerte feliz y a sentirte bien en general. Cuando te sientes cómoda y relajada, tu belleza interior se refleja en tu exterior.

1. La glándula pituitaria 5

Pellizca apretando con el pulgar el punto de la pituitaria.

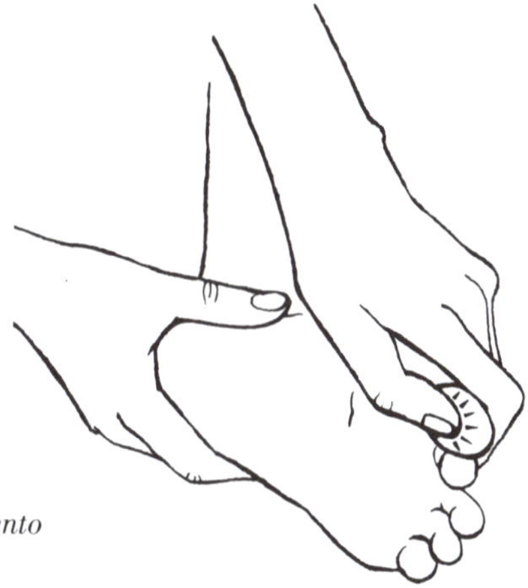

2. El pecho, los pulmones 13 *y el diafragma* 18

Trabaja esta zona de un lado a otro con el pulgar, aplicando el movimiento de la oruga.

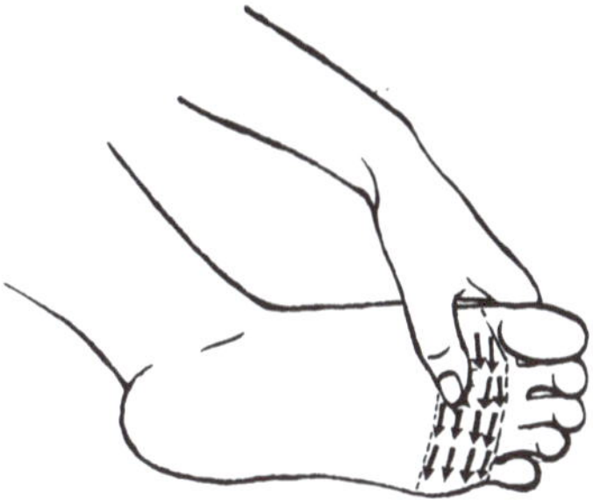

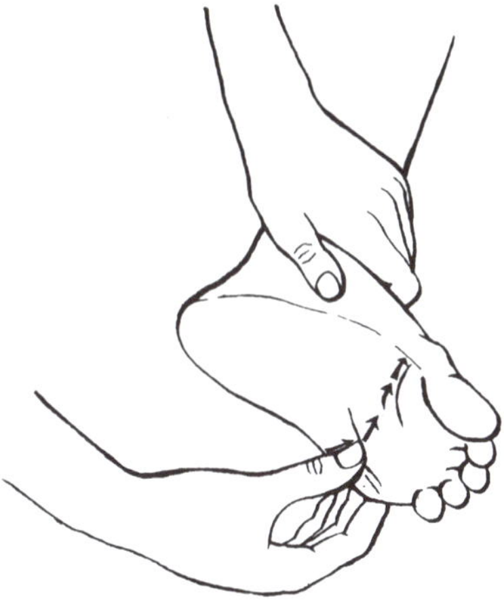

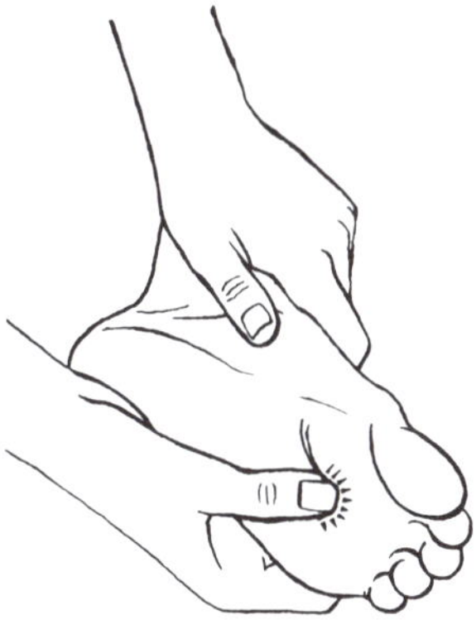

3. El plexo solar 17

Presiona este punto con el pulgar y libera la presión.

4. La columna 52, 53, 54, 56

Utiliza el pulgar para trabajar los puntos reflejos de la columna desde la zona del dedo gordo hasta el talón.

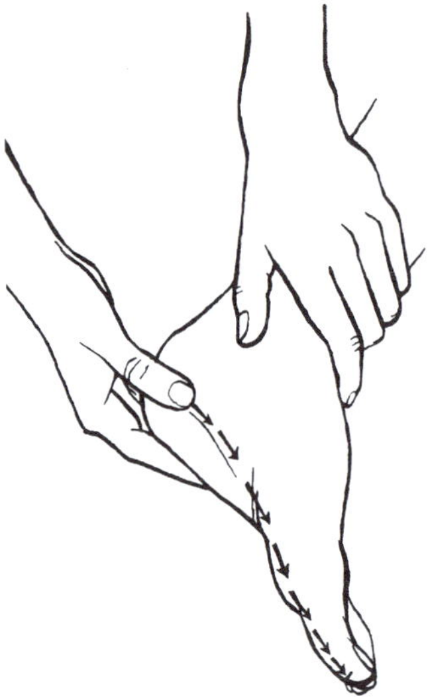

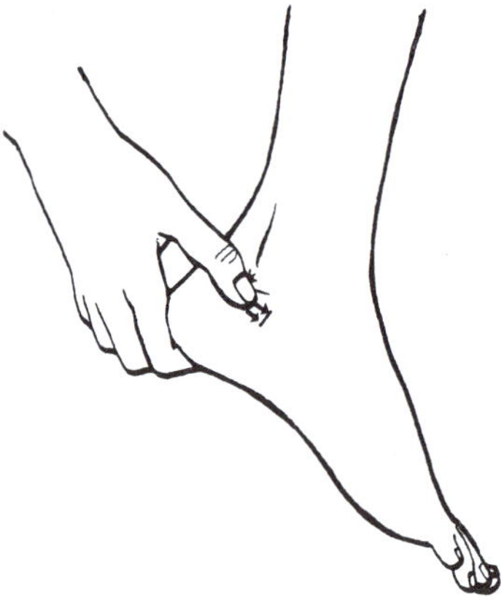

5. La articulación sacroilíaca 55

Pellizquea suavemente este punto reflejo apretando con el pulgar.

Ejercicios para el sexo

TIEMPO: 15 minútos, antes de tener relaciones sexuales, en los pies. Practica las técnicas de relajación general de las páginas 48-52 antes y después de estos ejercicios.

Trabaja las siguientes zonas reflejas en ambos pies.

1. El cerebro 1
Para despejar la mente de preocupaciones.

2. La pituitaria 5
Para equilibrar las hormonas y hacerte sentir bien.

3. El cuello y la garganta 7, 8
Para ayudarte a que te expreses y a que relajes cualquier tensión de la zona del cuello.

4. El corazón y las zonas relacionadas con el corazón 16
Para estimular la circulación.

5. El pecho 47, el tórax y los pulmones 13 y el diafragma 18
Para relajar la respiración y aumentar la producción de hormonas.

6. El plexo solar 17
Para relajar los nervios y sentirte calmada y centrada.

7. Las glándulas suprarrenales 26
Para equilibrar la energía antes de las relaciones sexuales.

8. Las trompas de Falopio, las bolsas seminales 46, el útero o la próstata 45, los ovarios o los testículos 44
Para equilibrar las zonas sexuales (en lugar de estimularlas), como preparación para las relaciones sexuales, lo cual ya las estimula bastante.

9. La columna 52, 53, 54, 56
Para estimular los nervios y la circulación y ayudarte a que te relajes.

10. La articulación sacroilíaca 55
Para relajar la parte inferior de la espalda.

Véase una guía completa de los puntos numerados en los cuadros de fácil referencia de las páginas 188-193.

Trastorno

Eres incapaz de obtener satisfacción en las relaciones sexuales completas o en cualquier otra estimulación.

Causa

Puede ser debido a que te sientes presionada, incómoda contigo misma, insegura respecto a tu pareja o a ti misma. Quizá tienes complejos porque tu cuerpo no es perfecto, estás enferma o tu cuerpo no está en plena forma para disfrutar del sexo, o quizá te falta práctica. También es posible que tengas muchas relaciones sexuales pero te sientas insatisfecha porque tu mente está en otra parte, tal vez porque no conectas con tu pareja sexual.

Ventajas de la reflexología

Antes de tener relaciones sexuales, añade un toque amoroso a tu cuerpo practicando la reflexología en ti misma o en tu pareja. Es incitante y te prepara para la intimidad, relajándote y despejando la mente de preocupaciones, lo que te permite desconectar. En sí misma, la reflexología no te excita (¡a menos que tengas una obsesión sexual con los pies!) pero puede ayudarte a sentirte segura y cómoda con tu pareja. También fomenta la comunicación y la creatividad, lo cual puede permitirte expresar tus preferencias a tu pareja y ser más atrevida. La reflexología entre los miembros de la pareja fomenta un intercambio de energías similar a los que se producen durante las relaciones sexuales. Practicar los ejercicios de reflexología para el sexo te estimula a ser amorosa, afectuosa y paciente, y no siempre es necesario que acabe en una relación sexual plena.

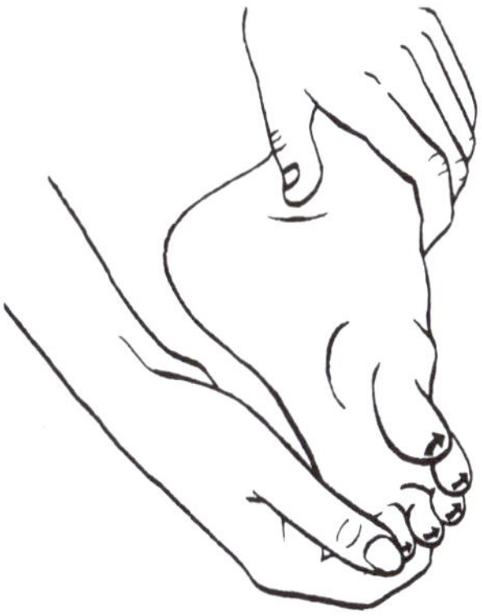

***1. El cerebro* 1**
Utiliza el dedo para aplicar el movimiento de la oruga en esta zona.

2. La glándula pituitaria 5

Pellizquea el punto de la pituitaria con el pulgar.

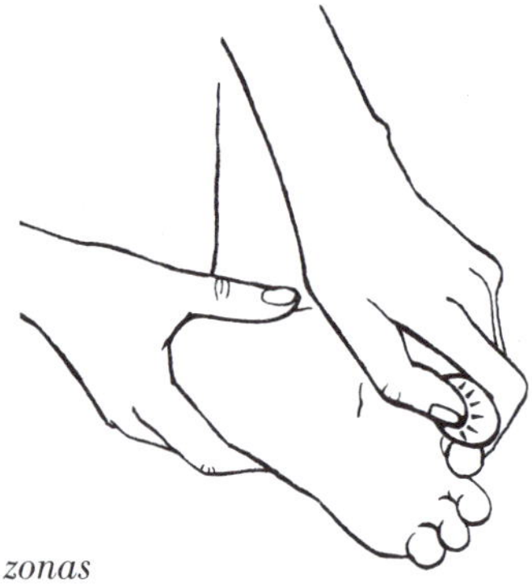

3. La garganta 7, 8

Aplica el movimiento de la oruga en estas zonas utilizando el pulgar.

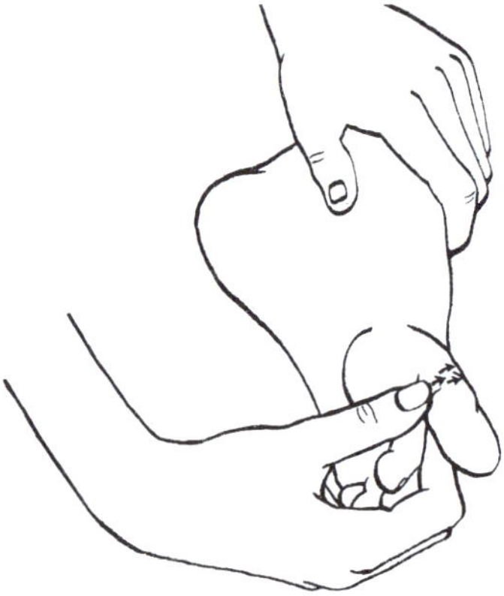

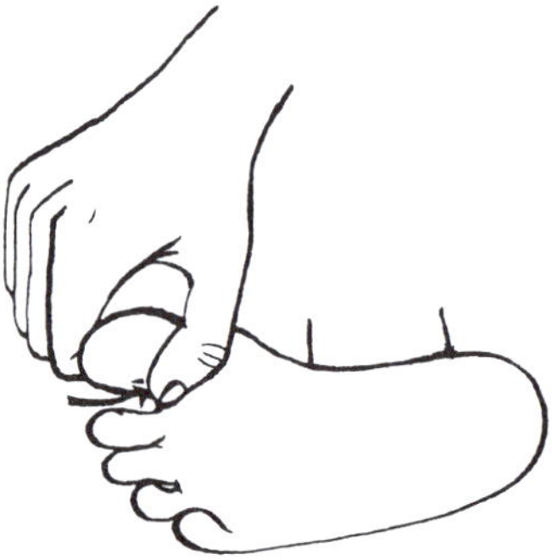

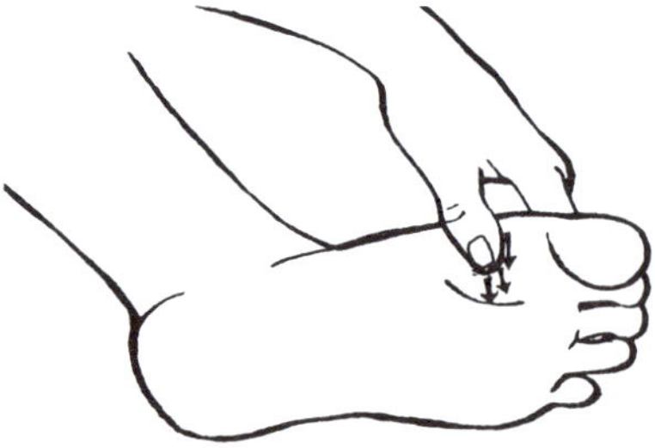

4. El corazón y las zonas relacionadas con el corazón 16

Aplica el movimiento de la oruga en estas zonas utilizando el pulgar.

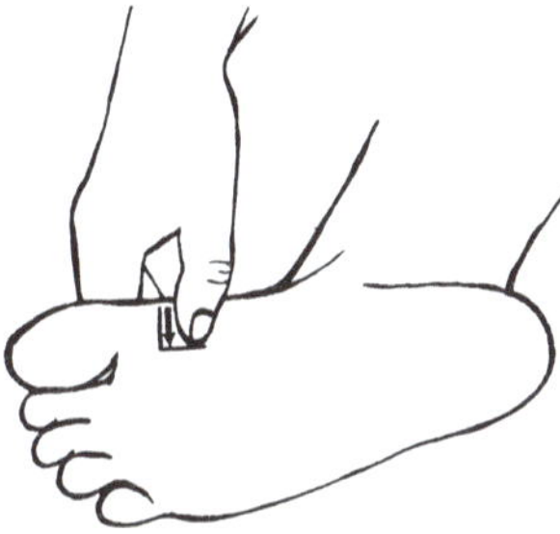

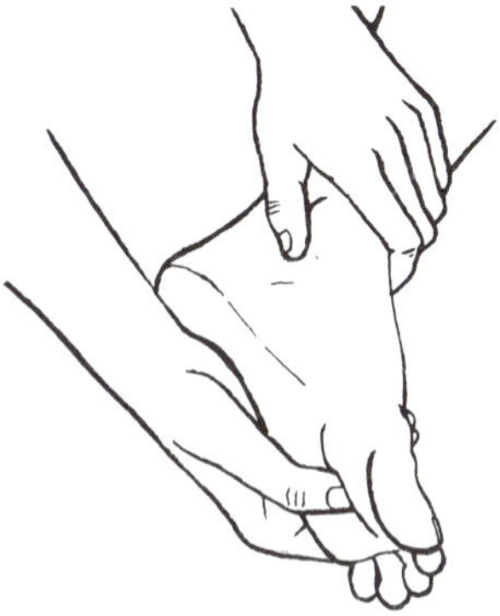

5. *El pecho* 47*, el tórax y los pulmones* 13 *y el diafragma* 18

Utiliza el pulgar para aplicar el movimiento de la oruga de un lado a otro de las zonas del pecho, pulmones y diafragma. Trabaja con suavidad la zona refleja del pecho, pasando el pulgar por la zona.

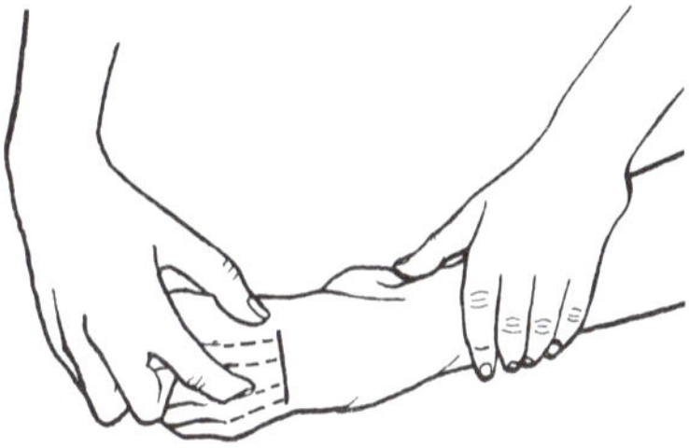

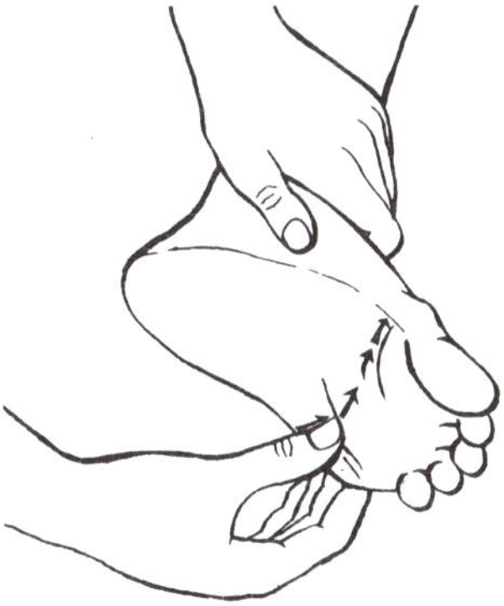

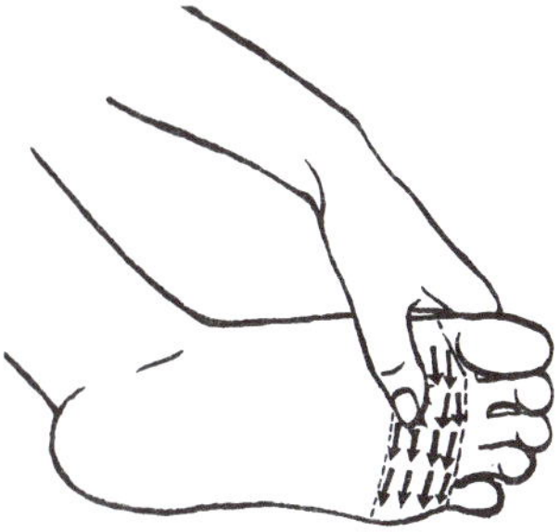

6. El plexo solar 17

Presiona con el pulgar en este punto y luego libera la presión.

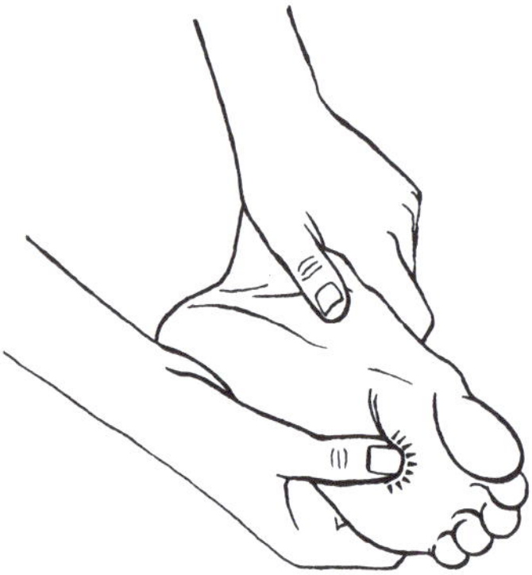

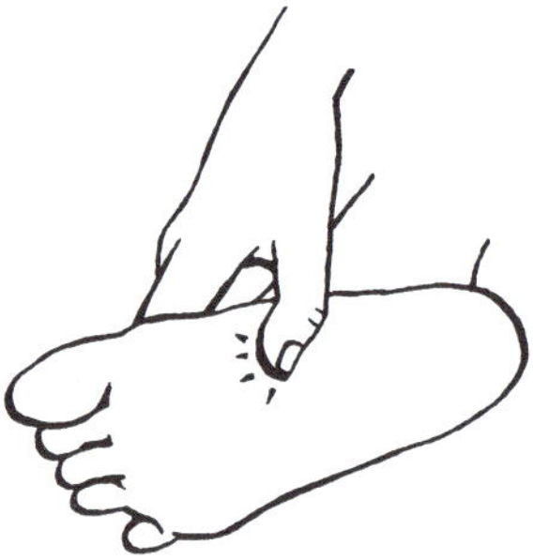

7. Las glándulas suprarrenales 26

Aplica el movimiento de la oruga con el pulgar en esta zona.

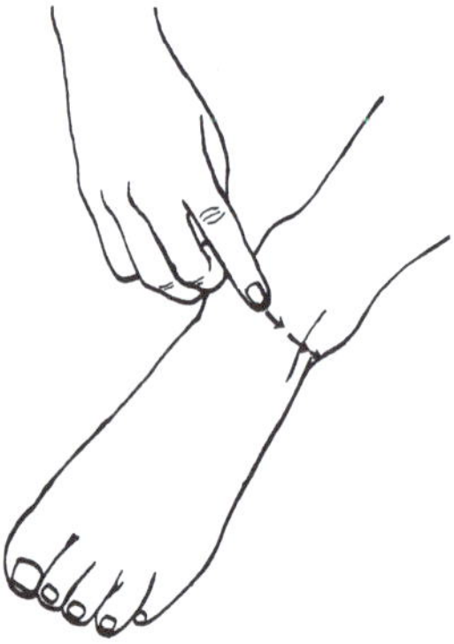

8. Las trompas de Falopio, bolsas seminales 46*, el útero o la próstata* 45*, los ovarios o los testículos* 44

Pasa el dedo con suavidad por la zona de las trompas de Falopio y bolsas seminales 46 *aplicando el movimiento de la oruga. Para los ovarios o testículos* 44*, el útero o la próstata* 45*, aplica el movimiento de la oruga suavemente por estas zonas utilizando el pulgar o el índice.*

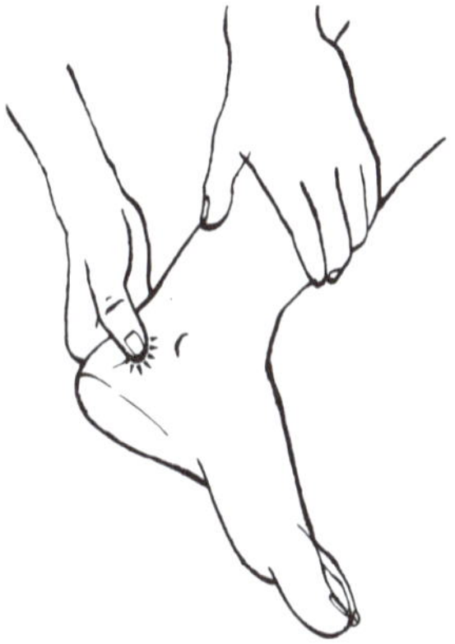

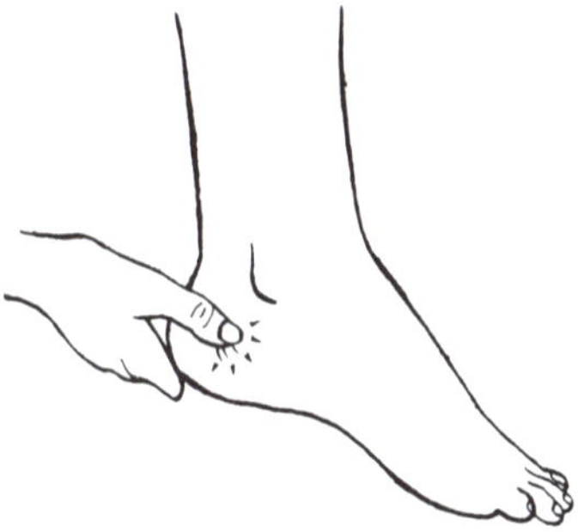

9. La columna 52, 53, 54, 56

Utiliza el pulgar para aplicar el movimiento de la oruga por la zona de la columna desde el dedo gordo hasta el talón.

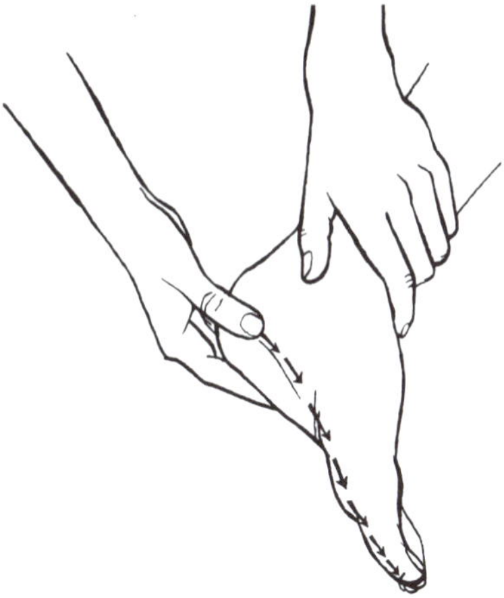

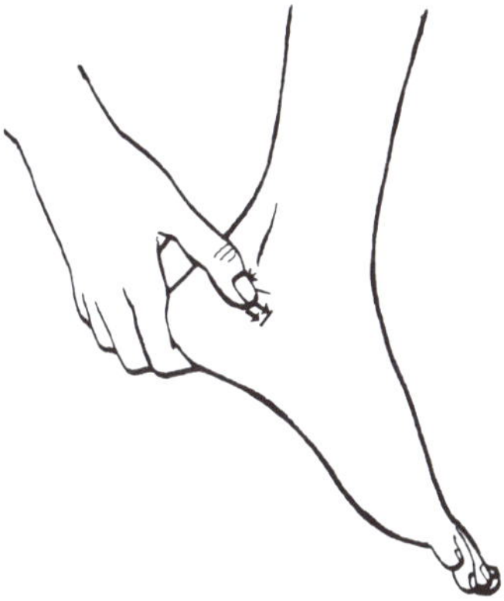

10. La articulación sacroilíaca 55

Trabaja esta zona utilizando la técnica del pellizqueo.

Ejercicios para el metabolismo

TIEMPO: 15 minutos, hasta dos veces a la semana, en las manos. Practica las técnicas de relajación general de las página 48-52 antes y después de estos ejercicios.

Trabaja las siguientes zonas reflejas en ambas manos, excepto hígado 19 y vesícula biliar 23, sólo la mano derecha, y estómago 22 sólo la mano izquierda:

1. La glándula tiroides 12
Para equilibrar el metabolismo.

2. El hipotálamo 4
Para equilibrar y regular el apetito.

3. El pecho, los pulmones 13 y el diafragma 18
Para ayudarte a respirar con eficacia y con ello desintoxicar tu cuerpo.

4. El estómago 22
Para estimular los jugos gástricos, lo cual ayuda a la digestión.

5. El páncreas 25
Para liberar enzimas pancreáticas que ayudan a procesar la comida.

6. El hígado 19
Para estimular la formación de bilis, para ayudar a la digestión.

7. La vesícula biliar 23
Para ayudar a liberar bilis para la digestión.

8. Las suprarrenales 26
Para equilibrar la energía y liberar hormonas para equilibrar el metabolismo.

9. Los riñones 27
Para eliminar los residuos del cuerpo y equilibrar los niveles de agua.

10. Los intestinos 30, 31, 33, 34, 37
Para eliminar los residuos y las toxinas del cuerpo.

11. El plexo solar 17
Para calmar el sistema nervioso y sentirte relajada.

Véase una guía completa de los puntos numerados en los cuadros de fácil referencia de las páginas 188-193.

Trastorno

Es posible que tengas un metabolismo rápido y peses menos de lo normal, o que tengas un metabolismo lento y padezcas un exceso de peso. Ambos casos suponen una tensión en el cuerpo, la cual quizá no notes directamente, pero que al cabo de muchos años puede desembocar en enfermedades más graves.

Causa

El exceso de peso puede ser debido a comer demasiada grasa, a no hacer ejercicio o a que la glándula tiroides es poco eficiente (lo cual significa que tu metabolismo funciona más despacio). Las mujeres tienden a adquirir peso más fácilmente a partir de los 30 años, durante el embarazo y durante la menopausia, y los hombres tienden a hacerlo hacia los 40. Esto es debido a que el metabolismo cambia en esas épocas. Pesar menos de lo debido a menudo es consecuencia de un metabolismo rápido, es decir, la glándula tiroides funciona muy bien. También es posible que pierdas peso a causa de los nervios, por un exceso de ejercicio o simplemente porque no comes lo suficiente.

Ventajas de la reflexología

Mantener el peso equilibrado es muy importante para la salud, y cuando tu cuerpo se siente amado y seguro encuentra el peso con el que está cómodo y se equilibra. La reflexología puede ayudarte aportando equilibrio y armonía a todo tu cuerpo, incluido el metabolismo, y permitiéndote aceptar tu peso y tu forma. Cuando te aceptas irradias felicidad interior y alegría.

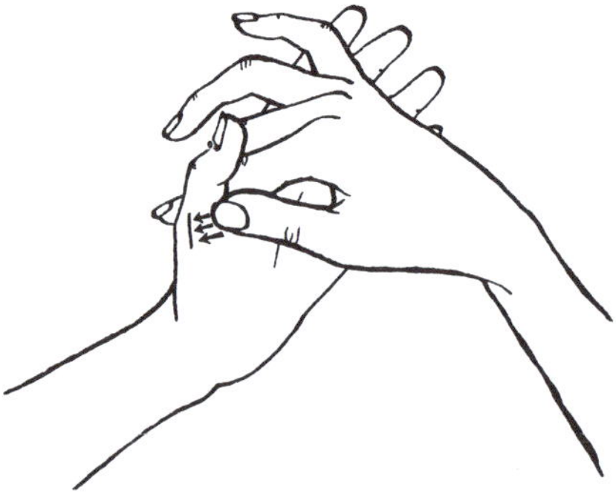

1. *La glándula tiroides* **12**
Utiliza el pulgar para trabajar esta zona con el movimiento de la oruga.

2. *El hipotálamo* 4

Pellizca este punto con el pulgar o fricciónalo.

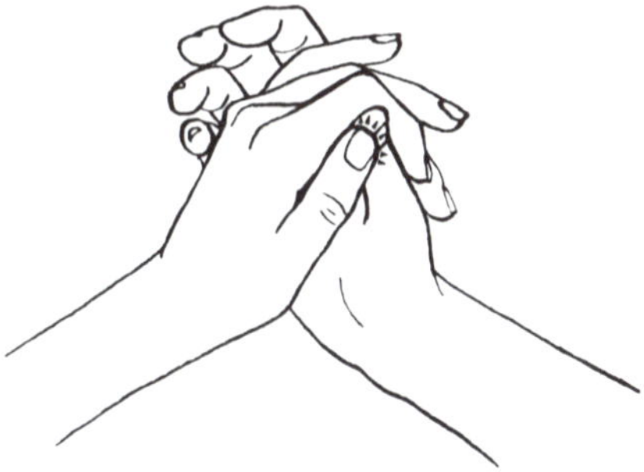

3. *El pecho, los pulmones* 13 *y el diafragma* 18

Aplica el movimiento de la oruga en toda esta zona de lado a lado.

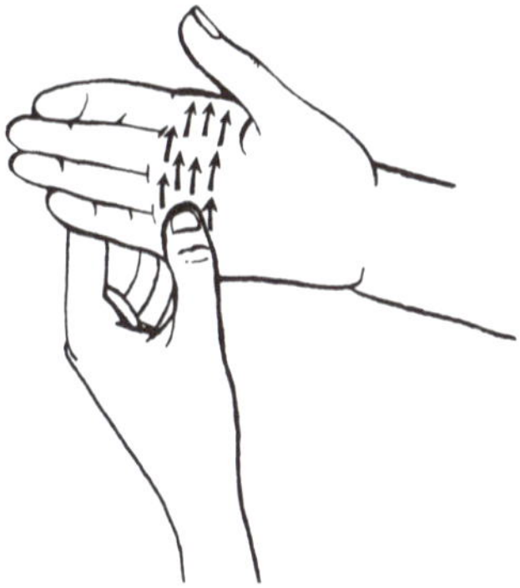

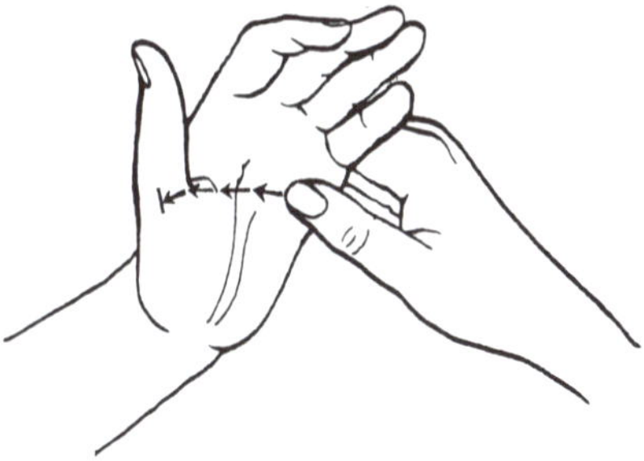

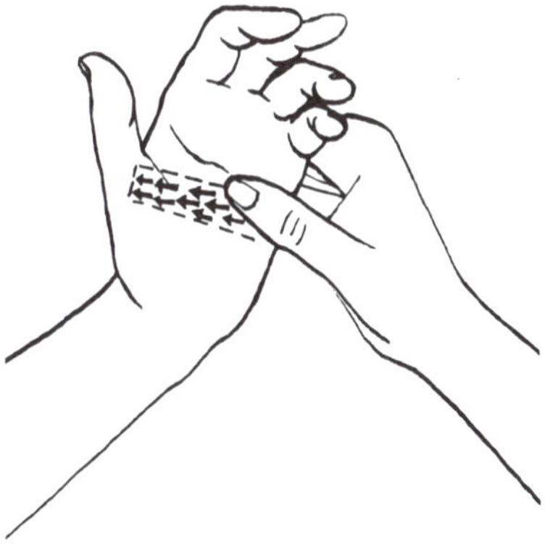

4. *El estómago* 22

Sólo la mano izquierda. Aplica el movimiento de la oruga con el pulgar en la zona refleja del estómago.

5. El páncreas 25

Aplica el movimiento de la oruga con el pulgar para trabajar el páncreas.

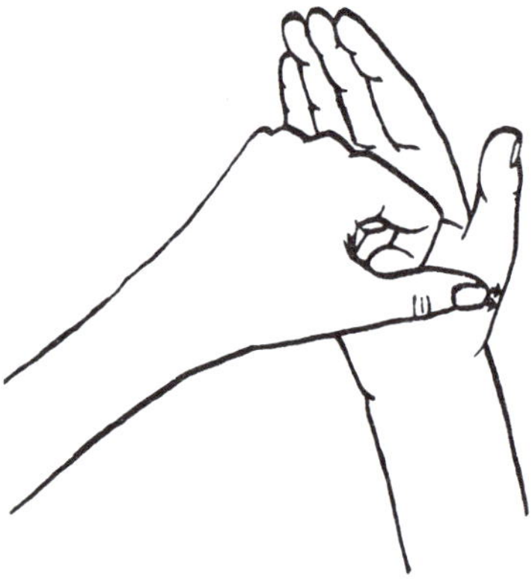

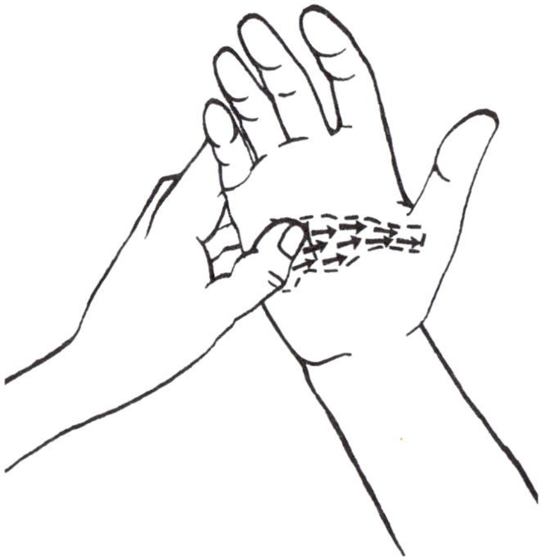

6. El hígado 19

Sólo la mano derecha. Trabaja toda la zona aplicando el movimiento de la oruga con el pulgar.

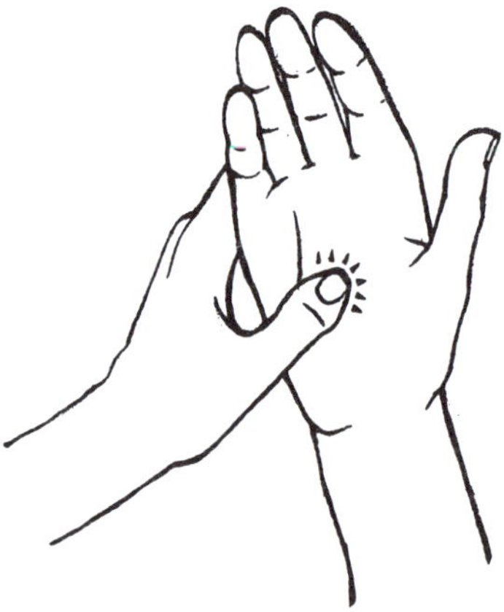

7. La vesícula biliar 23

Sólo la mano derecha. Trabaja la zona aplicando el movimiento de la oruga con el pulgar.

8. Las suprarrenales 26

Utiliza el pulgar para aplicar el movimiento de la oruga en la zona de las suprarrenales.

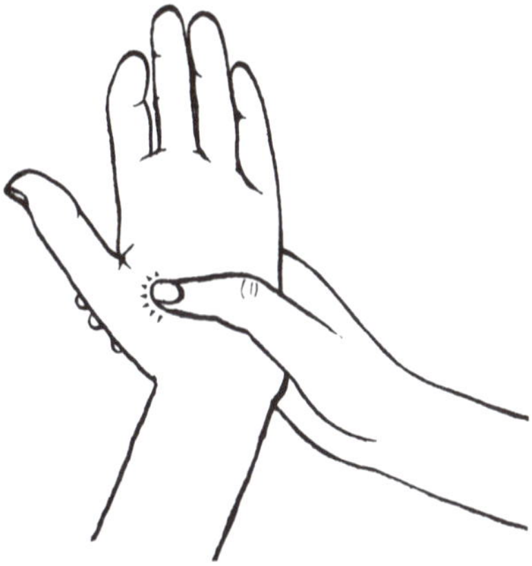

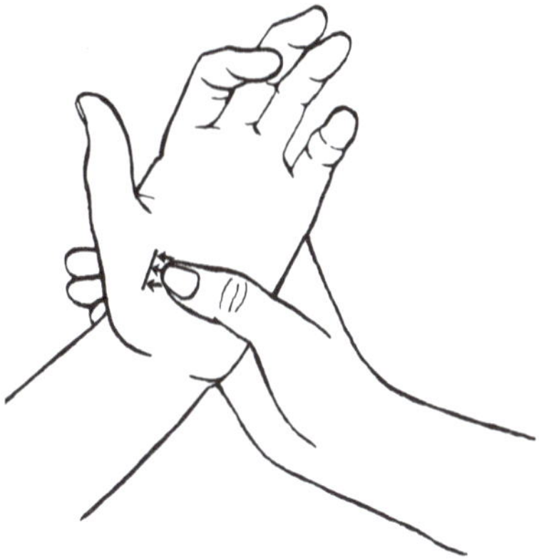

9. Los riñones 27

Trabaja estos órganos aplicando el movimiento de la oruga.

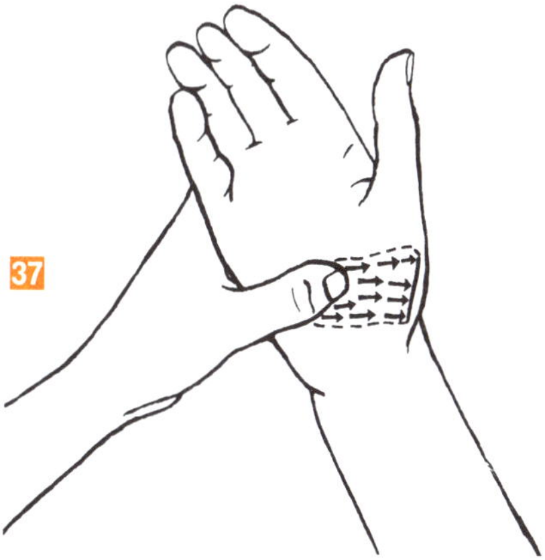

10. Los intestinos 30, 31, 33, 34, 37

Aplica el movimiento de la oruga en esta zona con el pulgar.

11. El plexo solar 17

Aplica presión en esta zona con el pulgar; luego, libérala.

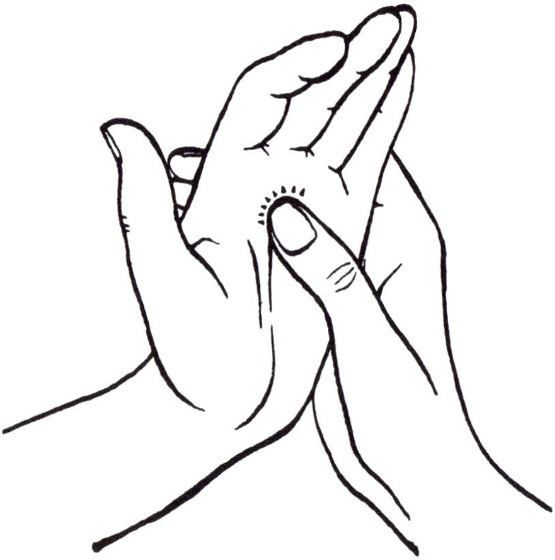

Ejercicios para la desintoxicación

TIEMPO: 20 minutos, dos veces a la semana, en los pies. Practica las técnicas de relajación general de las páginas 48-52 antes y después de estos ejercicios.

Trabaja las siguientes zonas reflejas en ambos pies, excepto hígado 19, válvula ileocecal 35, sólo el pie derecho; bazo 28, sólo el pie izquierdo.

1. La glándula pituitaria 5
Para equilibrar tus emociones.

2. Los ganglios linfáticos del cuello 7 8
Para estimular el proceso de desintoxicación en esa zona.

3. El timo 50
Para producir T-linfocitos, que ayudan a combatir la infección y a desintoxicar tu cuerpo.

4. Los ganglios linfáticos del pecho 47, 57
Para limpiar y desintoxicar la zona de los senos.

5. El bazo 28
Para desintoxicar el cuerpo y producir anticuerpos para combatir la infección.

6. El hígado 19
Para ayudar a la formación de bilis, para desintoxicar a través de la digestión.

7. Las suprarrenales 26
Para producir hormonas antiinflamatorias para combatir la infección.

8. Los riñones 27
Para acelerar la filtración de los productos de desecho a través del sistema digestivo.

9. Los intestinos 30, 31, 33, 34, 37
Para estimular los intestinos y eliminar los productos de desecho del cuerpo.

10. La válvula ileocecal 35
Para prevenir el filtrado de desechos del intestino grueso al intestino delgado.

11. Los ganglios linfáticos de la ingle 58
Para desintoxicar el cuerpo en esa zona.

12. El plexo solar 17
Para ayudar a relajarte.

Véase una guía completa de los puntos numerados en los cuadros de fácil referencia de las páginas 188-193.

Trastorno

Te sientes hundida, quizá padeces enfermedades o infecciones recurrentes que eres incapaz de eliminar; quizá tienes granos, erupciones en la piel y otras dolencias generales.

Causa

Las toxinas se forman en el cuerpo como consecuencia de una mala dieta (aditivos alimentarios, cafeína, etc.), el estrés, el tabaco y la falta de ejercicio. Los contaminantes ambientales, como los gases de los coches y los residuos industriales y químicos (en particular en las grandes ciudades), también aumentan la absorción de toxinas.

Ventajas de la reflexología

La reflexología ayuda a desintoxicar tu cuerpo estimulando la circulación y el sistema inmunitario. O sea que practicar los ejercicios de autoayuda puede hacer que te sientas feliz y positiva. Uno de los mejores momentos de practicar los ejercicios de desintoxicación es después de haberte recuperado totalmente de una enfermedad, cuando, al estimular las energías del cuerpo, la reflexología ayuda a prevenir que se repita y a que tu cuerpo recupere la armonía.

1. La glándula pituitaria 5

Con el pulgar, aprieta repetidamente este punto reflejo.

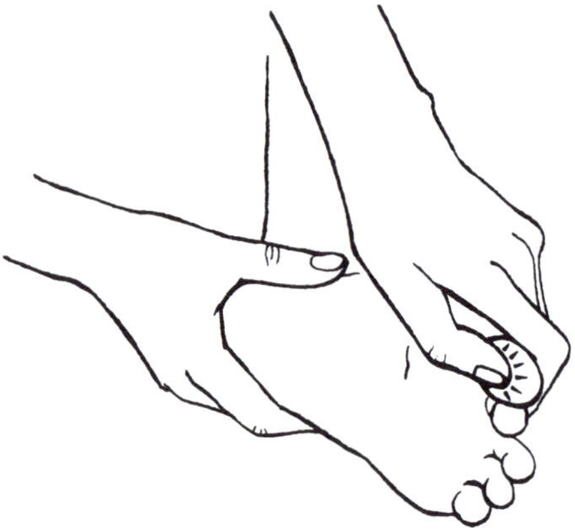

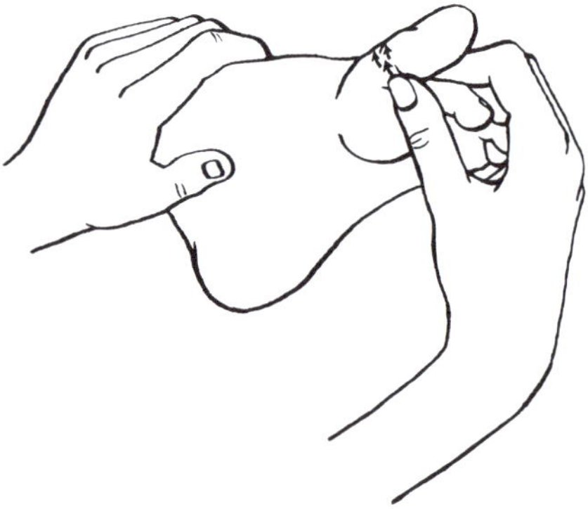

2. Los ganglios linfáticos del cuello 7, 8

Utiliza el índice o el pulgar para aplicar el movimiento de la oruga en esta zona.

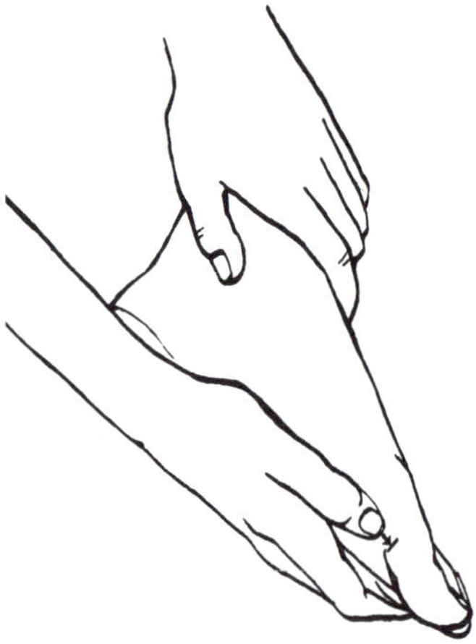

3. El timo 50

Aplica el movimiento de la oruga en la zona del timo utilizando el pulgar.

4. Los ganglios linfáticos del pecho 47, 57

Para las zonas del pecho, utiliza el índice para trabajar toda la zona aplicando el movimiento de la oruga. Los puntos de los ganglios linfáticos del pecho se encuentran entre los dedos de los pies. Trabaja cada punto entre cada dedo.

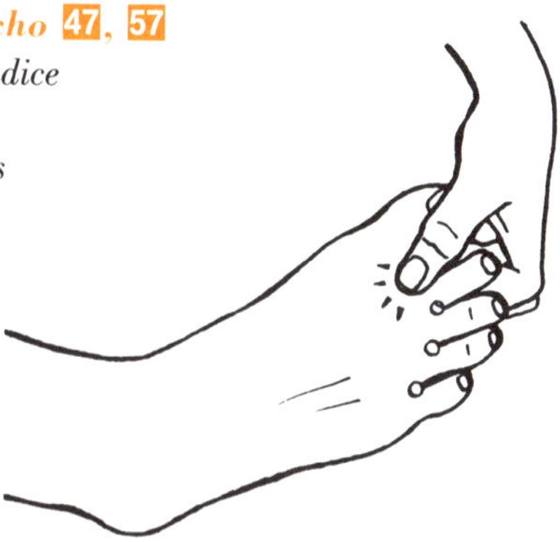

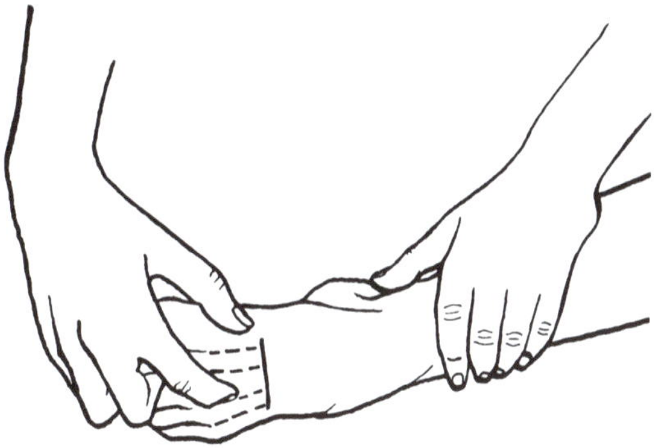

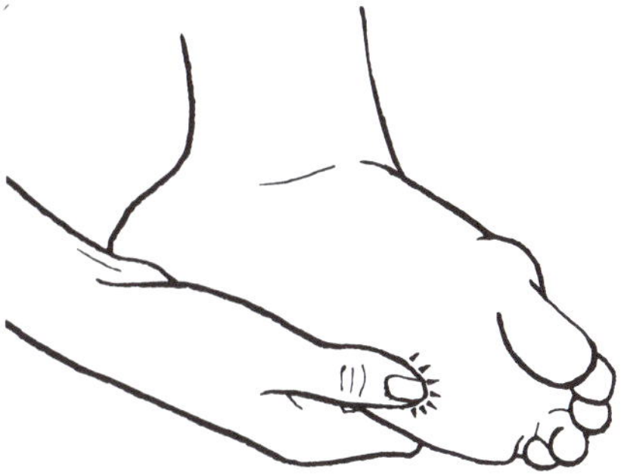

5. El bazo 28

Sólo el pie izquierdo. Trabaja la zona del bazo aplicando el movimiento de la oruga con el pulgar.

6. El hígado 19

Sólo el pie derecho. Trabaja toda la zona refleja del hígado utilizando el pulgar para aplicar el movimiento de la oruga.

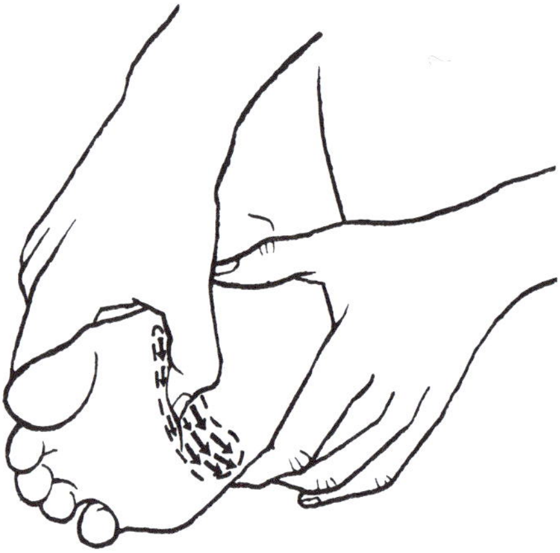

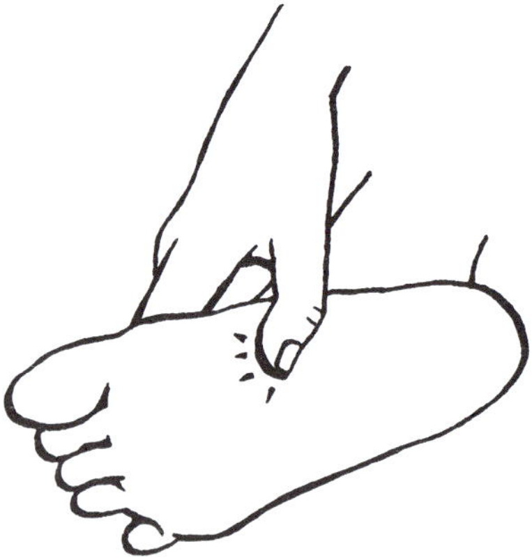

7. Las suprarrenales 26

Aplica la técnica de la oruga en esta zona con el pulgar.

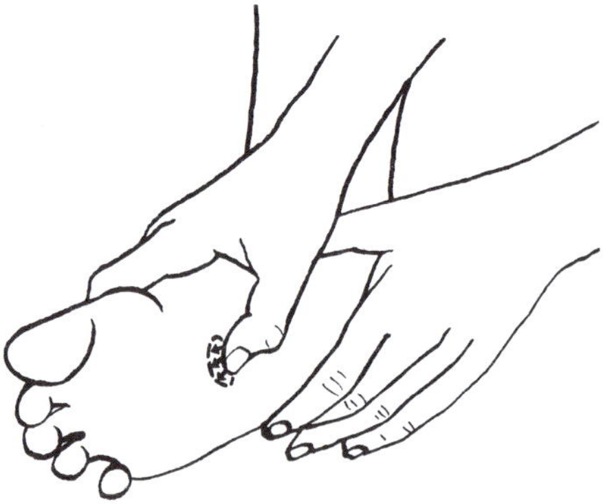

8. Los riñones 27

Aplica el movimiento de la oruga en las zonas reflejas de los riñones utilizando el pulgar.

9. Los intestinos 30, 31, 33, 34, 37

Trabaja en toda esta amplia zona aplicando con el pulgar la técnica de la oruga.

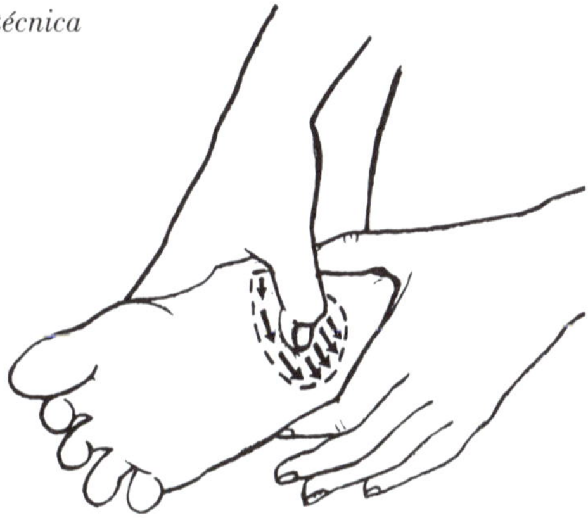

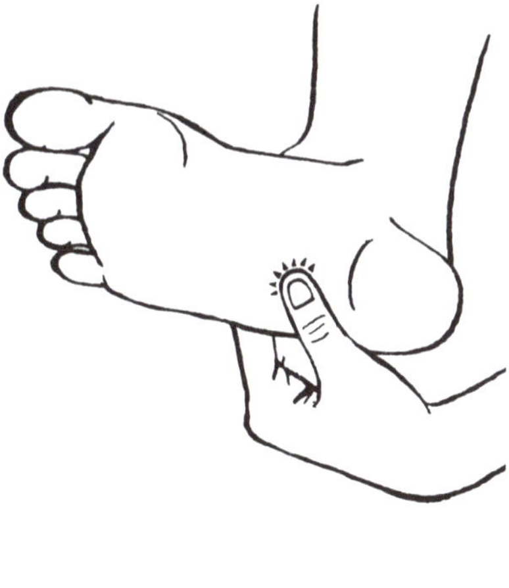

10. La válvula ileocecal 35

Fricciona esta zona con el pulgar sólo en el pie derecho.

11. Los ganglios linfáticos de la ingle 58

Utiliza el dedo para friccionar esta zona aplicando la técnica de la oruga.

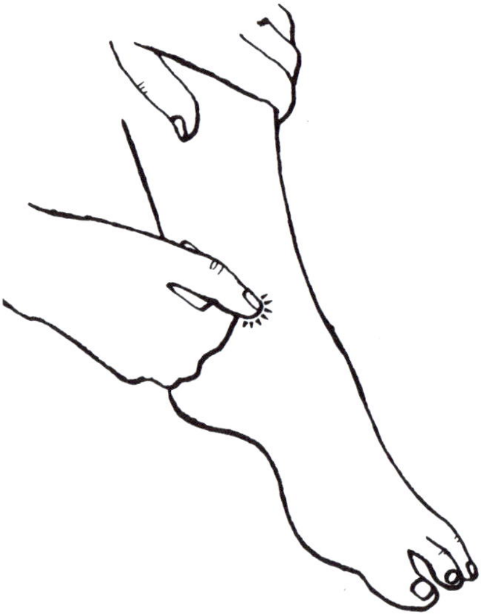

12. El plexo solar 17

Presiona esta zona con el pulgar y libera la presión.

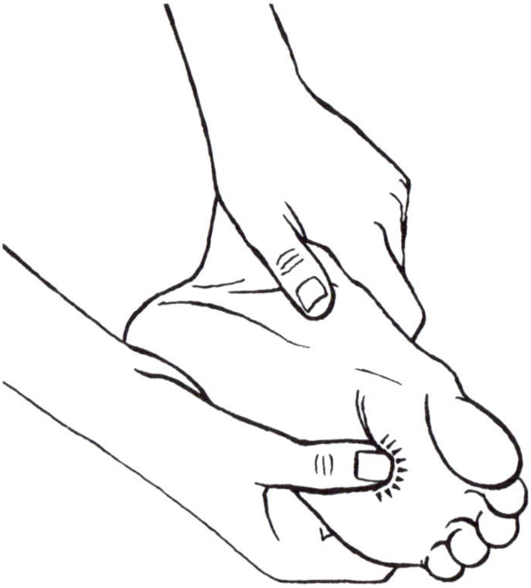

Tercera parte

Autoayuda para la salud

Problemas de salud más corrientes

En este capítulo presentamos algunos ejercicios de autoayuda que, seguidos con atención, pueden ayudarte a hacer frente a algunos de los trastornos más corrientes, como por ejemplo el dolor de cabeza, que suele aparecer cuando menos lo deseas.

Practicar la reflexología en ti misma te anima a asumir la responsabilidad de tu salud, a tener un papel activo en tu vida en lugar de ser una simple espectadora. Estos ejercicios están creados para que aproveches al máximo la vida gracias a que tu cuerpo está equilibrado, tienes más vitalidad y más cosas que incluir en tu vida. Esto crea un mayor potencial de gratificaciones, felicidad y alegría para ti y para los que te rodean, porque cuanto te sientes feliz haces felices también a los demás.

Escucha tu cuerpo y lo que trata de decirte. Esto puede contribuir a que tu vida fluya con más facilidad, porque con ello aprendes a confiar en tus instintos respecto a las necesidades de tu cuerpo.

La autorreflexología te enseña a confiar en ti misma y también a divertirte contigo. El tacto es muy importante; sentirte a salvo de tocar tu propio cuerpo te permitirá descubrir tu verdadero yo. Claro que estas sencillas técnicas no pueden sustituir la visita a un reflexólogo profesional para recibir tratamiento, ya que un reflexólogo profesional suele tener estudios y años de experiencia para detectar el panorama completo de tu salud. Cuando estás enferma quizá sea preferible visitar a un reflexólogo, para poder relajarte mientras él trabaja. A veces no tienes energía suficiente para hacerlo tú misma. Sentirte mimada por el roce curativo de un reflexólogo también te hace sentir bien. Pero como tratamientos intermedios, estos ejercicios de autoayuda son muy útiles.

Con estos ejercicios de reflexología mejorará tu salud, y la práctica regular evitará que se repitan dolencias como nariz tapada, dolor de cabeza o estreñimiento. A veces la mejoría en la salud es inmediata. Sin embargo, si has sufrido una dolencia durante muchos años, es posible que tardes un tiempo en ver alguna mejora o incluso la dolencia puede seguir igual, pero practicando los ejercicios aprendes a hacerle frente. Quizá te sientas peor temporalemnte, mientras el cuerpo elimina las toxinas. Sin embargo, la reflexología te hará sentir mucho más feliz contigo misma y por ello prestarás menos atención a tus dolencias. Recuerda, sin embargo, que no puedes utilizar cualquiera de los ejercicios de reflexología para interpretar o diagnosticar tu salud (ni siquiera los reflexólogos profesionales son capaces de hacerlo a menos que también sean médicos).

Estos ejercicios de autoayuda están creados para trabajar en todo tu cuerpo y no sólo en donde padeces una dolencia, porque la reflexología utiliza el método holístico. Por lo tanto, practica siempre las técnicas de relajación general antes y después de realizar cualquier ejercicio de autoayuda, para trabajar todo tu cuerpo. Lee la lista de «Lo que hay que hacer y lo que no hay que hacer» de las páginas 57-58 entes de empezar. Si practicas los ejercicios de autoayuda en otra persona, pídele que haga lo mismo.

Realización de los ejercicios

Practica las técnicas de relajación general de las páginas 48-52 unos minutos antes y después de realizar los ejercicios de autoayuda. Observarás que para cada una de estos trastornos de salud corientes, que están presentados por orden de la cabeza a los pies, se indica la cantidad de tiempo que debe durar la sesión y la frecuencia con que debes practicar los ejercicios. Sigue las recomendaciones.

Aunque cada ejercicio es mostrado en una ilustración del pie o de la mano, puedes realizarlo en ambos (¡pero no los dos al mismo tiempo!). Simplemente, fíjate en los números indicados en cada punto reflejo y búscalos en los mapas de Jim Horan de los pies y las manos que aparecen en las páginas 188-193.

Antes de practicar en las manos o los pies, observa su aspecto. ¿A qué temperatura están? ¿Qué color y textura tienen? ¿Está la piel endurecida, tiene callosidades o verrugas, y si las tiene, dónde están situadas en las zonas reflejas de tu cuerpo? Esta comprobación te dará muchas pistas respecto a qué zonas de tu cuerpo están desequilibradas.

Cuando practiques los movimientos de reflexología, busca la presión que te resulte cómoda. A veces, cuando tu cuerpo está sensible (durante la menstruación, cuando estás enferma, etc.) o si generalmente tienes el cuerpo sensible, quizá sea necesario que trabajes los puntos reflejos durante menos tiempo del indicado. Recuerda que nunca debes trabajar en exceso (estimular en exceso) tus puntos reflejos.

Recuerda también que cuando practiques los ejercicios de autorreflexología tienes que buscar palpando con los dedos las zonas de congestión o toxinas, justo debajo de la piel. Puedes tener la sensación de que hay en ellas pequeñísimos cristales o arena, o notar que están muy sensibles o magulladas o incluso puedes sentir un agudo dolor cuando trabajes sobre ellas. Esto significa que las zonas de tu cuerpo correspondientes a esos puntos reflejos están desequilibradas en ese momento. Cada vez que realices los ejercicios los puntos reflejos pueden producirte una sensación diferente. Cuando encuentras una zona de bloqueo, tienes que trabajarla durante más rato. Pero procura no excederte. Acuérdate de practicar una sola tanda de ejercicios al día y de finalizar la sesión con unos minutos de respiraciones profundas. Para aprovechar al máximo tu trabajo es mejor que evites hacer ejercicio extenuante después de la reflexología.

Si en general gozas de buena salud y estás en forma, puedes practicar simplemente las técnicas de relajación general durante 15 minutos, dos o tres veces a la semana, en lugar de hacer los ejercicios, con el fin de conservar tu estado óptimo de salud.

Dolor de cabeza

TIEMPO: 10-15 minutos, tres veces a la semana, en ambas manos. Practica las técnicas de relajación general de las páginas 48-52 antes y después de este ejercicio.

Trabaja las siguientes áreas reflejas de ambas manos excepto hígado 19, válvula ileocecal 35, sólo la mano derecha; y páncreas 25 sólo la mano izquierda:

1. **La columna 52, 53, 54, 56**
   Para liberar la tensión general.

2. **El cerebro y la cabeza 1**
   Para liberar la presión y el fluido que se ha formado dentro y alrededor del dolor en la cabeza.

3. **Los ojos 9**
   Para liberar la tensión general y en los ojos.

4. **Los senos nasales 2**
   Para desbloquear la zona de los senos nasales.

5. La glándula pituitaria 5
Para estimular el sistema endocrino (equilibrar las hormonas).

6. El cuello 7, 8
Para relajar los músculos del cuello; los músculos tensos pueden provocar dolor de cabeza.

7. El plexo solar 17
Para liberar el estrés y la tensión nerviosa.

8. El diafragma 18
Para regular la respiración, que puede ser poco profunda si estás tensa.

9. Las suprarrenales 26
Para reducir la hinchazón y la inflamación y para equilibrar las emociones.

10. El hígado 19
Sólo la mano derecha. Para desintoxicar la sangre, liberar glucosa en el cuerpo, liberar bilis y eliminar toxinas.

11. El estómago 22
Sólo la mano izquierda. Para estimular los jugos gástricos y aumentar la productividad del sistema digestivo.

12. El páncreas 25
Para equilibrar los niveles de azúcar en la sangre; una fluctuación en los niveles de sangre puede provocar dolor de cabeza.

13. Los intestinos 30, 33, 34, 37, 42
Para eliminar toxinas del cuerpo.

14. La válvula ileocecal 35
Sólo la mano derecha. Para impedir el reflujo de materia de desecho del intestino grueso al intestino delgado y ayudar al sistema digestivo a fluir libremente.

Véase una guía completa de los puntos numerados en los cuadros de fácil referencia de las páginas 188-193.

Trastorno

Cuando tienes dolor de cabeza, éste puede ser un dolor apagado o fuerte en la coronilla o en los laterales de la cabeza (normalmente alrededor de la frente). Este dolor puede durar desde unos minutos hasta unos días y puede ser persistente, o quizá experimentas dolor de cabeza de vez en cuando durante años.

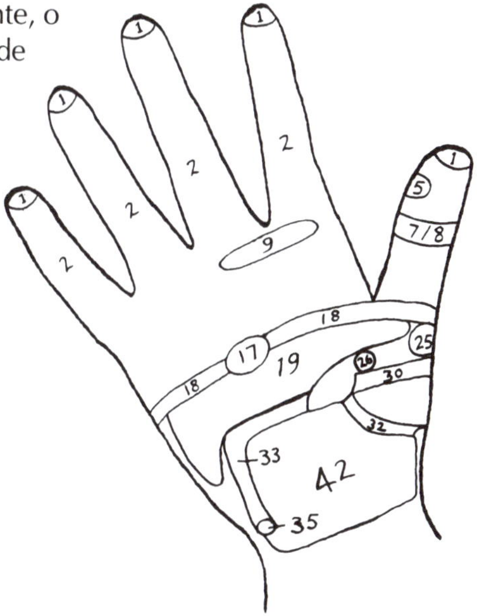

Palma derecha; repite en la izquierda excepto hígado 19

Causa

El dolor de cabeza puede ser consecuencia de: mala alineación de la columna, tensión en los ojos (en especial si necesitas llevar gafas, estás cansada o has estado trabajando con ordenador), shock, tensión premenstrual, desquilibrio del azúcar en la sangre (lo cual en personas sanas puede ser debido a comer de forma irregular), deshidratación, senos nasales obstruidos, estreñimiento, sensibilidad a la luz del día o a las luces fuertes, ira, exposición a temperaturas extremas, falta de ejercicio, mala postura, gripe o algo más serio. Como cabe esperar, el dolor de cabeza es muy corriente y es muy posible que te encuentres en una de estas muchas situaciones.

Ventajas de la reflexología

La reflexología ayuda de muchas maneras: relajando y oxigenando el cuerpo, liberando toxinas y estimulando el sistema digestivo y contribuyendo a equilibrar todo el cuerpo. También puede ayudar a mantener alejada la enfermedad; por ejemplo, si sabes que siempre tienes dolor de cabeza antes de la menstruación, es recomendable que empieces a realizar los ejercicios de autoayuda unos días antes de la fecha prevista de la menstruación para evitarlo o reducir sus efectos.

ATENCIÓN:
Estos ejercicios de autoayuda están pensados para un dolor de cabeza corriente o ligero. Si sufres de fuertes dolores de cabeza o migrañas y no estás segura de su causa, o se presentan otros síntomas como náuseas, temperatura muy elevada o diarrea, es importante que acudas al médico.

Trabaja sólo la palma izquierda.

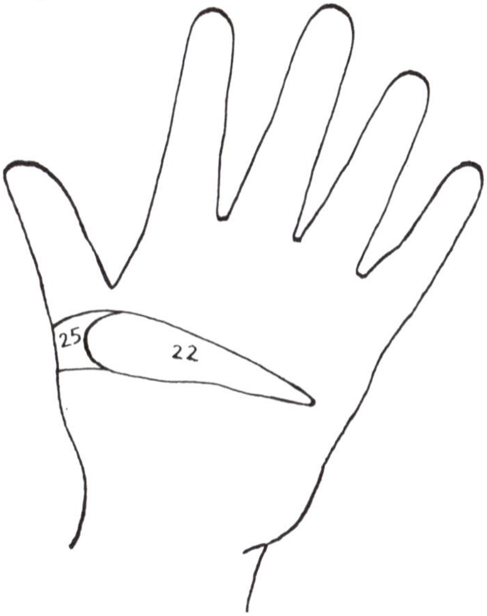

Dorso de la mano derecha; repite en la otra mano.

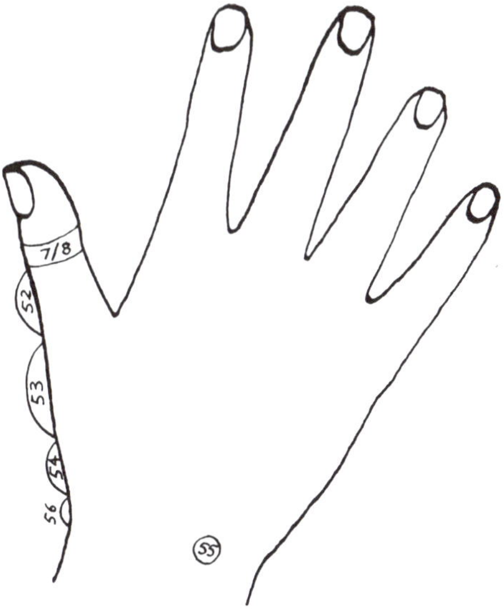

Senos nasales obstruidos

TIEMPO: Hasta 10 minutos, dos veces al día, en ambas manos. Practica las técnicas de relajación general de las páginas 48-52 antes y después de los ejercicios.

Trabaja las siguientes zonas reflejas en ambas manos:

1. Las cervicales 52
Para liberar la tensión general de la cara, cabeza y cuello y también estimular el suministro nervioso a estas zonas.

2. Los senos nasales 2
Para liberar la tensión en esta zona.

3. El cerebro y la cabeza 1
Para liberar la presión y dispersar la formación de fluido en la cabeza y cerebro.

4. La pituitaria 5
Para equilibrar las hormonas.

5. Los ojos 9
Para liberar el estrés y la tensión en los ojos.

6. Los ganglios linfáticos del cuello 7, 8
Para estimular la linfa y la circulación sanguínea y eliminar toxinas.

7. Los ganglios linfáticos del pecho 57
Para estimular la linfa y la circulación sanguínea y eliminar toxinas.

8. Los bronquios 14
Para despejar los conductos bronquiales (parte del sistema respiratorio) y ayudarte a respirar más fácilmente.

9. El plexo solar 17
Para calmar el sistema nervioso completo.

10. El diafragma 18
Para regular la respiración, oxigenar la sangre y relajar los músculos.

11. Las suprarrenales 26
Para estimular la producción de hidrocortisona, que reduce cualquier inflamación y ayuda a combatir cualquier infección.

Véase una guía completa de los puntos numerados en los cuadros de fácil referencia de las páginas 188-193.

Trastorno

Dolor en torno a los ojos, nariz y frente, que puede dificultar la respiración; dolor de cabeza, estornudos y nariz que moquea; vértigo. También es posible que te sientas cansada e irritable y que te duela la garganta o tengas la boca seca.

Causa

Las habitaciones o ambientes sofocantes tienden a provocar dolor en los senos nasales; quizá te encuentras en un despacho o un hogar que no está debidamente ventilado o al aire libre bajo un calor intenso. El estrés en general o las alergias pueden provocar sinusitis y ésta también puede acompañar a los resfriados de cabeza. Asimismo se desarrolla sinusitis a causa de tener los conductos nasales estrechos (debido a un accidente o de nacimiento), lo cual puede influir en los ataques recurrentes.

Ventajas de la reflexología

La reflexología te ayuda a relajarte y por tanto libera la tensión dentro y alrededor de la cabeza y zona de los senos nasales. Estimula el sistema respiratorio de modo que respiras más fácilmente. Si sufres ataques de sinusitis frecuentes, practica la reflexología de forma regular para evitarlos y para despejar la zona de los senos nasales en general.

Dorso mano derecha; repite en la otra mano.

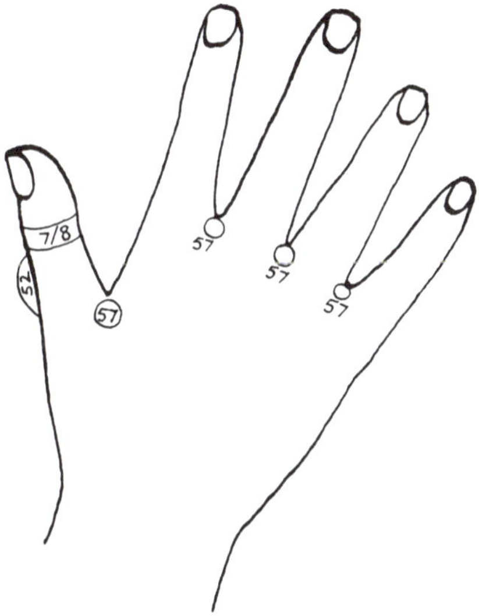

Palma derecha; repite en la otra mano.

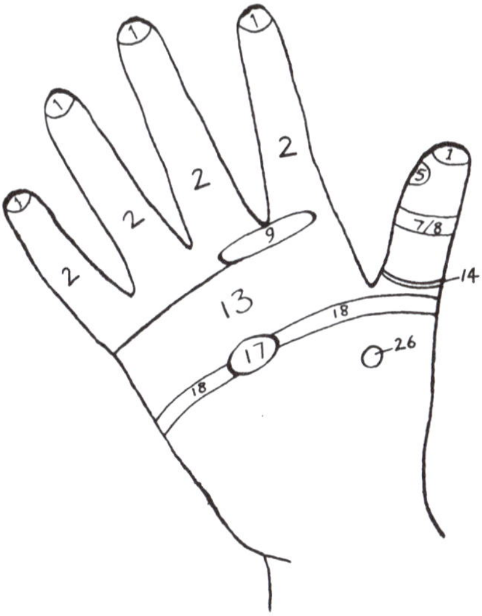

Tensión ocular

TIEMPO: 10 minutos, tres veces a la semana, en las manos. Practica las técnicas de relajación general de las páginas 48-52 antes y después de estos ejercicios.

Trabaja las siguientes zonas reflejas en ambas manos:

1. El cerebro y la cabeza 1

Para liberar la tensión y el fluido formado en esas zonas.

2. Los ojos 9

Para relajar y aliviar las zonas de alrededor de los ojos.

3. Los senos nasales 2

Para despejar la congestión y la tensión en torno a los senos nasales, que puede sumarse a la tensión en torno a los ojos.

4. Las cervicales 52

Para aumentar la circulación sanguínea y la actividad nerviosa en toda la cabeza y zona del cuello, y para relajarte.

5. El plexo solar 17
Para calmar el sistema nervioso completo y para relajarte.

6. Los riñones 27
Para eliminar toxinas y energía estancada de todo el cuerpo.

Véase una guía completa de los puntos numerados en los cuadros de fácil referencia de las páginas 188-193.

Trastorno

Junto con la tensión ocular es posible que tengas dolor de cabeza, que seas incapaz de enfocar completamente, que tengas los ojos enrojecidos o que no toleres la fuerte luz artificial o natural. Puede que notes los ojos pesados y sientas vértigo o mareo como consecuencia de la desorientación.

Causa

Concentrarte en una tarea detallada como por ejemplo trabajar con ordenador, coser, hacer las cuentas, etc. durante mucho rato, en especial en una habitación mal iluminada. También puedes padecer tensión ocular cuando estás a plena luz del sol, en especial si eres sensible a la luz o si necesitas llevar gafas o cambiar la graduación de éstas, o si estás fatigada.

Ventajas de la reflexología

La reflexología puede ayudarte relajando y aliviando el estrés y la tensión, en particular alrededor de los ojos, senos nasales, cabeza y cuello. Cuando estás ante el ordenador, puedes parar y practicar estos ejercicios en las manos o cuando estás en casa puedes hacerlo en los pies, si lo prefieres. Si padeces tensión ocular por leer mucho o letra muy pequeña, acuérdate de hacer pausas e incluye los ejercicios de autoayuda en el programa del día.

Palma izquierda; repite en la otra mano.

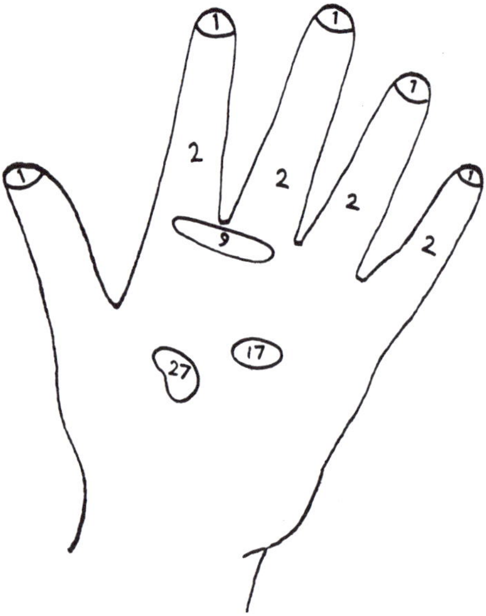

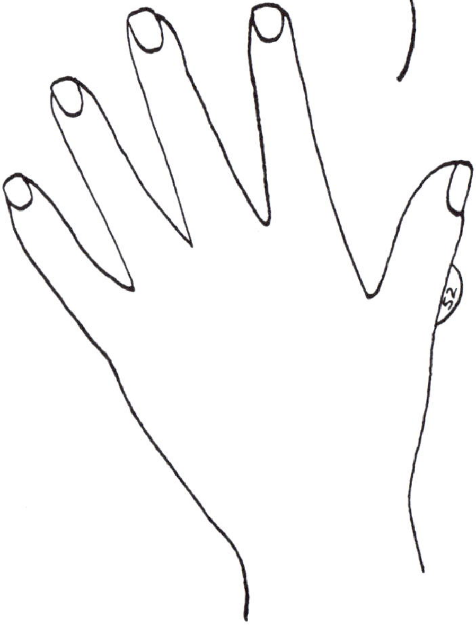

Dorso mano izquierda; repite en la otra mano.

Dolor de oído

TIEMPO: 15 minutos, hasta tres veces a la semana, en los pies. Practica las técnicas de relajación general de las páginas 48-52 antes y después de estos ejercicios.

Trabaja las siguientes zonas reflejas en ambos pies:

1. La pituitaria 5
Para equilibrar las hormonas y mantenerte calmada.

2. Los senos nasales 2
Para mantener despejada esa zona.

3. Las orejas 10
Para mantener fluida la circulación.

4. Los ojos 9
Para relajar y aliviar la tensión alrededor de los ojos.

5. Las cervicales 52
Para proporcionar suministro sanguíneo a los nervios, lo que libera la tensión en la cabeza y el cuello.

6. El timo 50
Para estimular la producción de T-linfocitos, lo que te ayuda a combatir la infección.

7. El bazo 28
Sólo el pie izquierdo. Para la producción de anticuerpos y desintoxicar el cuerpo.

8. Los ganglios linfáticos del cuello 7, 8
Para desintoxicar esa zona.

9. El plexo solar 17
Para calmarte y relajar los nervios.

Véase una guía completa de los puntos numerados en los cuadros de fácil referencia de las páginas 188-193.

Trastorno

Dolor en uno o ambos oídos.

Causa

La principal causa del dolor de oído es la formación de fluido en el oído medio, que se ha infectado. También puede estar causado por la exposición a fuertes vientos, a temperatura extrema, dolor reflejo cuando la garganta está inflamada, infección en los oídos, ruidos muy fuertes o porque se ha quedado agua atrapada detrás del cerumen (al lavarte el pelo o nadar).

Ventajas de la reflexología

La reflexología puede ayudarte estimulando el sistema inmunológico del cuerpo para combatir cualquier infección y estimulando la circulación para liberar las toxinas alrededor de los oídos. Cuando has estado esquiando o has permanecido al aire libre con viento frío, siéntate y trabaja los pies en cuanto entres. Si realizas estos ejercicios para el dolor de oídos como parte de una infección general, manténte caliente y realízalos en la cama o descansando en una silla. Si tienes tendencia a sufrir dolor de oídos de manera regular, busca un hueco en tu programa semanal para efectuar los ejercicios de autoayuda varias veces. Disfruta cuidándote.

Planta derecha; repite en el otro pie.

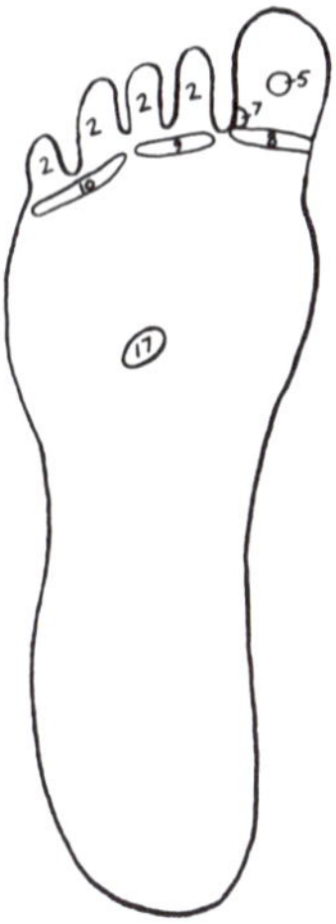

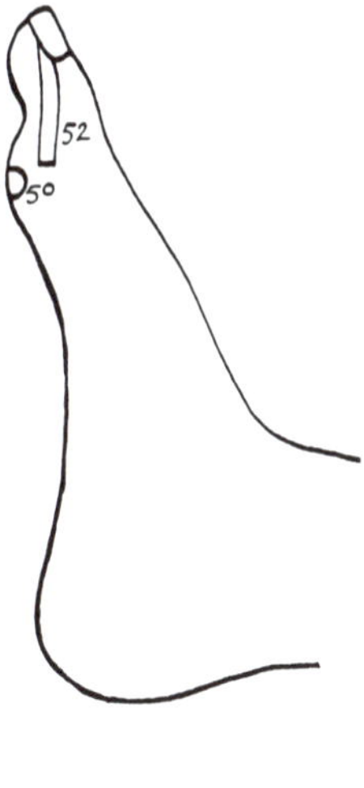

Interior pie derecho.

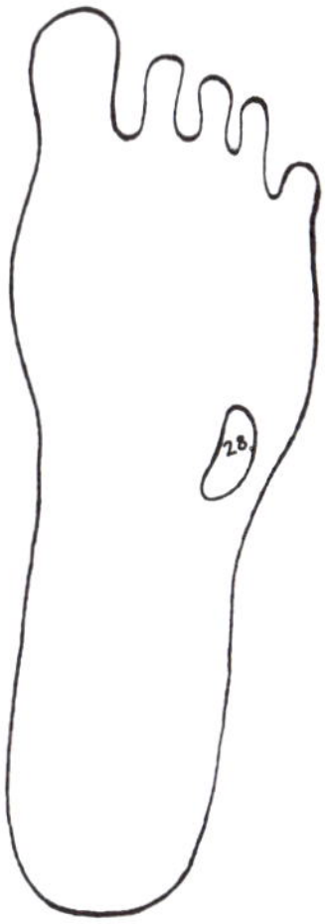

Planta izquierda solamente.

Dolor de muelas

TIEMPO: 10 minutos, dos veces al día, en los pies. Practica las técnicas de relajación general de las páginas 48-52 antes y después de los ejercicios.

Trabaja las siguientes zonas reflejas en ambos pies:

1. **Los dientes y la mandíbula 43**
   Para liberar la tensión alrededor de la dentadura y la mandíbula y estimular la circulación en esa zona.

2. **El ganglio linfático del cuello y la garganta 7, 8**
   Para estimular el sistema inmunitario con el fin de combatir las infecciones.

3. **El timo 50**
   Para estimular la producción de T-linfocitos, lo que activa el sistema inmunitario.

4. **Los senos nasales 2**
   Para relajar la cara y la frente cuando te sientes embotada.

5. Las cervicales 52
Para liberar la tensión en toda la zona de la cabeza y cuello.

Véase una guía completa a los puntos numerados en los cuadros de fácil referencia de las páginas 188-193.

Trastorno

Dolor –que puede ser sordo, persistente o intenso– en los dientes o encías.

Causa

El dolor de muelas en general está causado por una infección en las encías y por las caries. También puede producirse cuando tomas bebidas calientes o frías o si estás expuesta a temperaturas extremas.

Ventajas de la reflexología

La reflexología te ayuda combatiendo cualquier infección situada en la zona de los dientes y relajando los nervios de la boca y rostro. También es útil para calmar todo el cuerpo, porque cuando tienes dolor de muelas te pones tensa y esto aumenta el problema. Practicar el día antes o después de visitar al dentista puede ayudar a acelerar los poderes curativos naturales del cuerpo. Procura efectuar una presión leve porque las encías y los dientes estarán muy sensibles.

Planta derecha; repite en el otro pie.

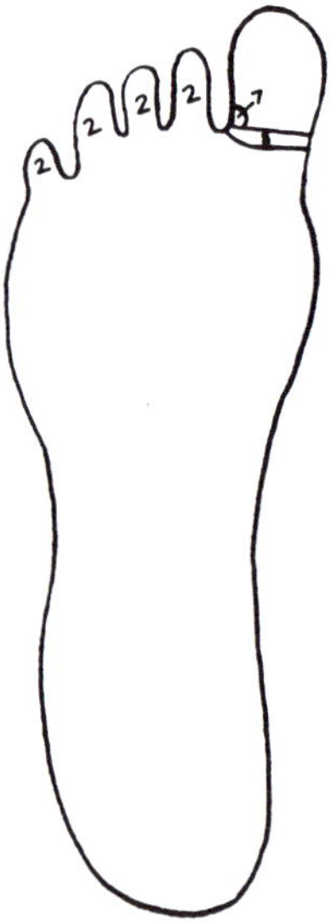

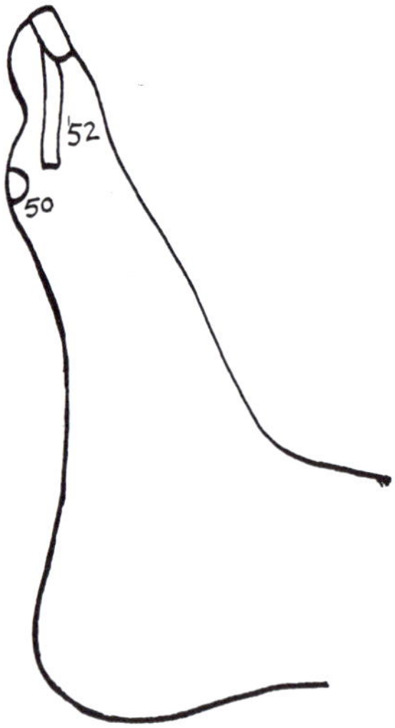

Cara interior pie derecho; repite en el otro pie.

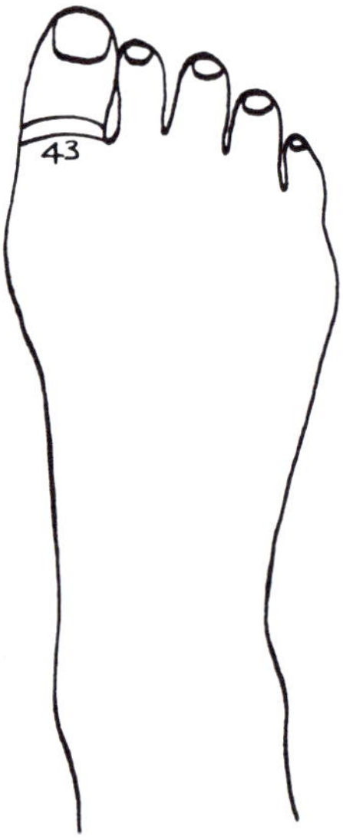

Dorso del pie derecho; repite en el otro pie.

Resfriado común

TIEMPO: 15 minutos, hasta tres veces a la semana, en las manos. Practica las técnicas de relajación general de las páginas 48-52 antes y después de estos ejercicios.

Trabaja las siguientes áreas reflejas en ambas manos excepto bazo 28, sólo la mano izquierda:

1. El cerebro y la cabeza 1
Para liberar la presión del resfriado en la cabeza.

2. Los ojos 9
Para relajar los ojos.

3. Los oídos 10
Para estimular la circulación y liberar los bloqueos en la zona de los oídos.

4. Los ganglios linfáticos del cuello y la garganta 7, 8
Para ayudarte a combatir cualquier infección.

5. La pituitaria 5
Para estimular y equilibrar las hormonas.

6. El pecho y los pulmones 13
Para estimular la circulación, ayudarte a respirar mejor y liberar la tensión.

7. El timo 50
Para combatir cualquier infección.

8. Los bronquios 14
Para ayudarte a respirar más fácilmente.

9. La glándula tiroides 12
Para mantener equilibrado el metabolismo.

10. El plexo solar 17
Para calmarte y mantenerte calmada.

11. El diafragma 18
Para oxigenar y desintoxicar tu cuerpo.

12. Las cervicales 52
Para aumentar el suministro sanguíneo a los nervios y relajar toda la zona de la cabeza y el cuello.

13. El bazo 28
Sólo la mano izquierda. Para ayudarte a combatir cualquier infección.

14. Las glándulas suprarrenales 26
Para ayudarte a mantener equilibradas las emociones.

15. Los ganglios linfáticos del pecho y el tórax 47, 57
Para desintoxicar el cuerpo.

Véase una guía completa a los puntos numerados en los cuadros de fácil referencia de las páginas 188-193.

Trastorno

Estornudas con frecuencia y te moquea la nariz. También puede que tengas escalofríos y dolor de cabeza.

Causa

En general, el resfriado se contagia de alguien con quien se ha estado en contacto, pero las probabilidades aumentan si se permanece mojado, húmedo o se tiene frío. Cuando se está agotado o no se ha recuperado adecuadamente de otra enfermedad es más fácil resfriarse e incluso se pueden sufrir resfriados recurrentes.

Ventajas de la reflexología

La reflexología estimula la circulación y los ganglios linfáticos, lo que ayuda a desintoxicar el cuerpo, eliminar la mucosidad de la cabeza y pecho y relajarte en general.

Palma izquierda; repite en la otra mano excepto bazo **28**

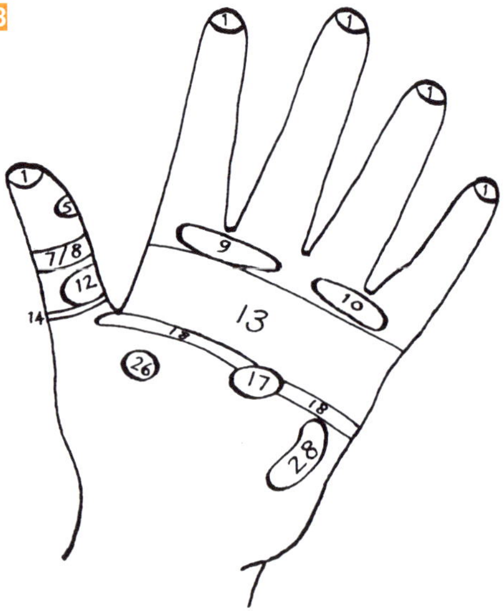

Dorso mano izquierda; repite en la otra mano.

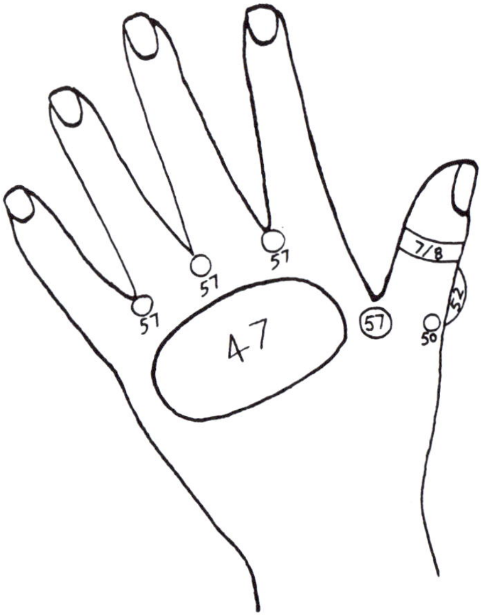

Hipo

TIEMPO: 5-10 minutos, cuando tengas hipo, en las manos. Practica las técnicas de relajación general de las páginas 48-52 antes y después de este ejercicio.

Trabaja las siguientes zonas reflejas en ambas manos:

1. El plexo solar 17
Para calmar el sistema nervioso en general.

2. El diafragma 18
Para estimularte a respirar profundamente y a relajar el diafragma.

3. La pituitaria 5
Para calmar las emociones.

4. El pecho y los pulmones 13
Para ayudarte a respirar profundamente y a liberar la tensión.

5. Los bronquios 14
Para despejar los bronquios con el fin de que respirar te sea más fácil.

Véase una guía completa de los puntos numerados en los cuadros de fácil referencia de las páginas 188-193.

Trastorno

Fuertes sonidos de «hip» involuntarios; el hipo también produce un fuerte dolor en el tórax.

Causa

El hipo está causado por un espasmo involuntario del diafragma, lo cual hace que no entre suficiente oxígeno en el cuerpo. Se coge hipo cuando no se respira como es debido, cuando se trata de hacer dos cosas al mismo tiempo –hablar y comer, por ejemplo– o cuando se bebe o se come demasiado deprisa.

Ventajas de la reflexología

Se puede coger hipo en casi cualquier situación, lo cual resulta embarazoso si se está en un lugar público. Cuando te ocurra, párate. Practica los ejercicios de autorreflexología. Ésta te ayudará a mantener la calma y a recuperar el ritmo natural de respiración, abriendo el tórax para que entre más oxígeno y calmando tus nervios.

Palma derecha;
repite en la otra mano.

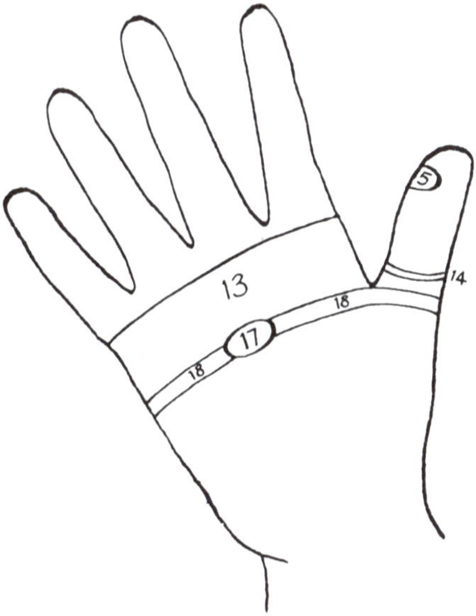

Dolor de garganta

TIEMPO: 15 minutos, hasta tres veces a la semana, en las manos. Practica las técnicas de relajación general de las páginas 48-52 antes y después de estos ejercicios.

Trabaja las siguientes zonas reflejas en ambas manos:

1. **Los senos nasales** 2
   Para despejar la zona de los senos nasales y relajar la tensión.

2. **La cabeza** 1
   Para relajar la totalidad de la cabeza.

3. **Los ganglios linfáticos del cuello y la garganta** 7, 8
   Para liberar toxinas y combatir cualquier infección.

4. **El timo** 50
   Para mantener la inmunidad a las enfermedades y combatir la infección.

5. Las glándulas suprarrenales **26**
Para reducir la hinchazón o inflamación de la garganta.

6. Las cervicales **52**
Para liberar la tensión en la totalidad del cuello y la cabeza y estimular la circulación.

Véase una guía completa de los puntos numerados en los cuadros de fácil referencia de las páginas 188-193.

Trastorno

Dolor de garganta y sensación de que la garganta está en carne viva. A veces está tan inflamada que es difícil tragar comida o líquido.

Causa

El dolor de garganta puede ser debido a una infección vírica o bacterial, por forzar la voz al cantar, hablar demasiado o gritar, o por una alergia o exposición a un ambiente lleno de humo, seco o caliente.

Ventajas de la reflexología

La reflexología puede ayudarte a reducir cualquier inflamación de garganta y estimular el sistema inmunológico para combatir la infección.

Palma derecha; repite en la otra mano.

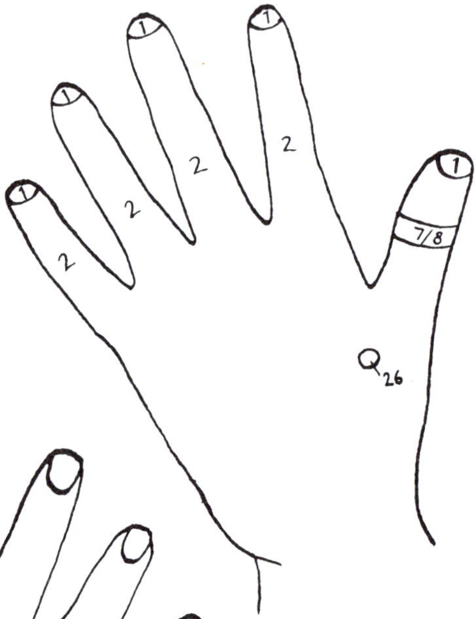

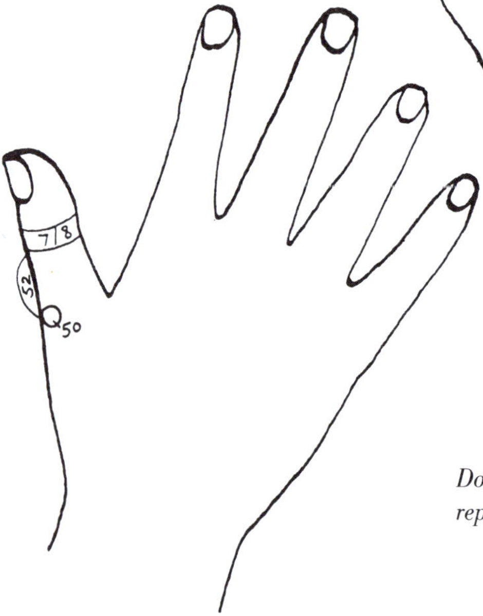

Dorso mano derecha;
repite en la otra mano.

Tos

TIEMPO: 15 minutos, hasta tres veces a la semana, en los pies. Practica las técnicas de relajación general de las páginas 48-52 antes y después de estos ejercicios.

Trabaja las siguientes zonas reflejas en ambos pies:

1. La garganta 7, 8
Para relajar los músculos de la garganta; toser te pone tensa y al relajarte a veces se alivia la tos.

2. El timo 50
Para estimular el sistema inmunitario estimulando la producción de T-linfocitos para combatir la infección.

3. El diafragma 18
Pare ayudarte a regular la respiración y oxigenar la sangre.

4. Los pulmones 13
Para liberar la tensión y ayudarte a respirar más fácilmente.

5. El plexo solar 17
Para calmar los nervios y relajarte.

6. Las glándulas suprarrenales 26
Para reducir la hinchazón en la garganta estimulando la producción de hidrocortisona.

Véase una guía completa de los puntos numerados en los cuadros de fácil referencia de las páginas 188-193.

Trastorno

Tos fuerte e irritante de garganta, o seca o con mucosidad.

Causa

Toser es un acto reflejo causado por los pulmones para despejar una irritación. Puede estar provocada por las alergias: al polvo, a la contaminación, a los perfumes, a perros y gatos, etc. La tos también puede producirse cuando se está combatiendo una infección en la garganta o los pulmones o se están limpiando los pulmones al estar acatarrado. Se puede tener una tos seca debido a la sed o por alguna razón psicológica, por ejemplo cuando se está nervioso o asustado.

Ventajas de la reflexología

La reflexología ayuda a relajar todo el cuerpo y a combatir cualquier infección en la garganta y pulmones. La tos se puede producir en cualquier momento, por lo que puede resultar útil memorizar estos ejercicios de autoayuda.

Planta derecha;
repite en el otro pie.

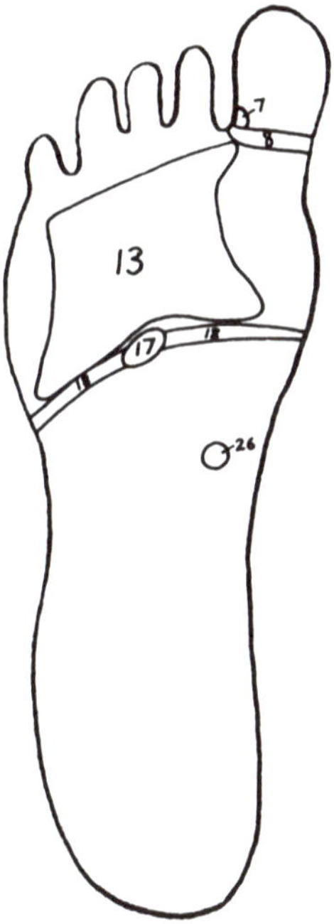

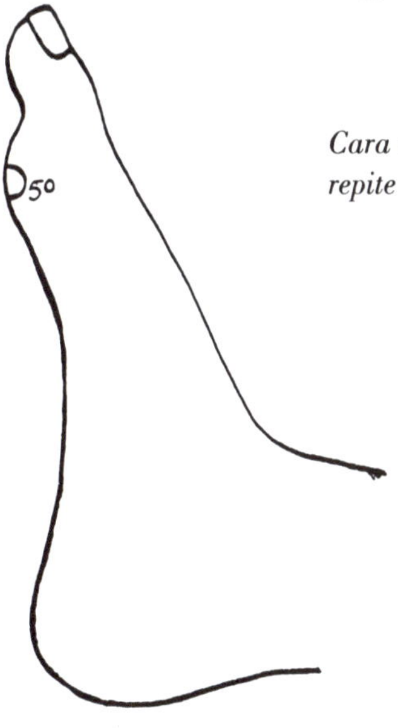

Cara interior del pie derecho;
repite en el otro pie.

Resaca

TIEMPO: 20 minutos, al empezar a sentir resaca, en los pies. Practica las técnicas de relajación general de las páginas 48-52 antes y después de estos ejercicios.

Trabaja las siguientes zonas reflejas en ambos pies excepto hígado 19, sólo el pie derecho:

1. La columna 52, 53, 54, 56
Para relajar todo el cuerpo.

2. La glándula tiroides 12
Para equilibrar el metabolismo.

3. El plexo solar 17
Para calmar todo el sistema nervioso.

4. Los riñones 27
Para eliminar toxinas del cuerpo y mantener equilibrados los niveles de agua.

5. Las suprarrenales 26
Para equilibrar los niveles de potasio, sal y agua, los niveles de azúcar en la sangre y la presión sanguínea.

6. El hígado 19
Sólo el pie derecho. Para desintoxicar la sangre y formar bilis para ayudar a eliminar toxinas del sistema digestivo.

7. La articulación sacroilíaca 55
Para relajar la parte inferior de la espalda.

Véase una guía completa de los puntos numerados en los cuadros de fácil referencia de las páginas 188-193.

Trastorno

Con la resaca puedes experimentar cualquiera de los siguientes síntomas: cabeza embotada, desorientación, incapacidad de concentrarte, cansancio extremo, deshidratación, náuseas y lengua de trapo.

Causa

El bajo nivel de azúcar en la sangre es un importante factor de la resaca. Se puede tener resaca después de haber consumido demasiado alcohol o por haber bebido poco pero con el estómago vacío.

Ventajas de la reflexología

La reflexología te ayuda a equilibrar los niveles de líquido en tu organismo, eliminando las toxinas, y calma tu sistema nervioso. Es bueno practicar esta rutina de autoayuda en cuanto sientas que tienes resaca.

Planta derecha;
repite en el otro pie excepto hígado **19**

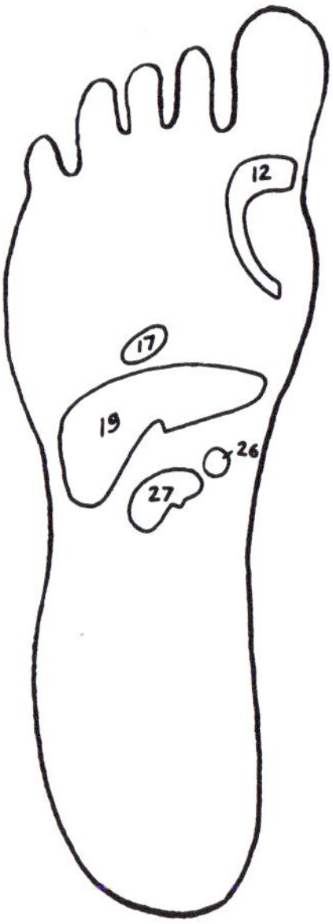

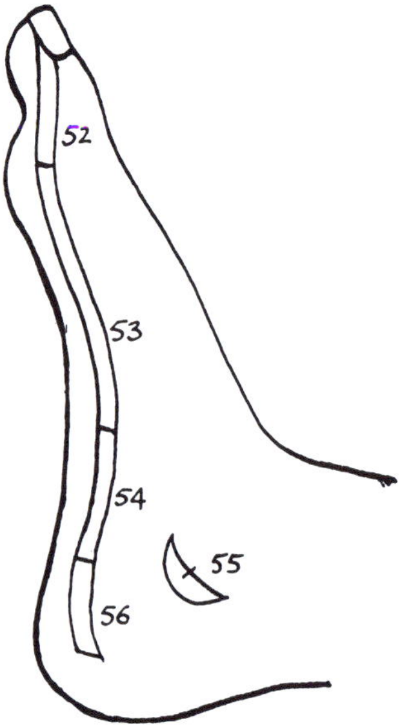

Cara interior del pie derecho;
repite en el otro pie.

Cansancio

TIEMPO: 15 minutos, tres o cuatro veces a la semana, en los pies. Practica las técnicas de relajación general de las páginas 48-52 antes y después de estos ejercicios.

Trabaja las siguientes zonas reflejas en ambos pies:

1. La glándula tiroides 12

Para equilibrar el metabolismo.

2. El plexo solar 17

Para calmar los nervios.

3. El diafragma 18

Para relajar y hacer más profunda la respiración y oxigenar la sangre. Cuando estás cansada, a menudo la respiración se vuelve irregular y poco profunda.

4. El páncreas 25

Sólo el pie izquierdo. Para equilibrar los niveles de azúcar en la sangre.

5. Las suprarrenales 26

Para ayudar a producir adrenalina, equilibrar la presión sanguínea y estabilizar los niveles de azúcar en la sangre.

6. La columna 52, 53, 54, 56

Para estimular todo el cuerpo.

7. La articulación sacroilíaca 55

Para relajar la parte inferior de la espalda.

Véase una guía completa de los puntos numerados en los cuadros de fácil referencia de las páginas 188-193.

Trastorno

Sientes el cuerpo pesado, como si lo arrastraras. Te cuesta mantenerte despierta y alerta.

Causa

Si sufres de depresión y ansiedad, falta de sueño continuada o duermes demasiado, no haces ejercicio o lo haces en exceso, padeces estrés o algún trauma, puedes sentirte cansada. Si estás cansada constantemente puede ser debido a un exceso de trabajo, en especial si tienes que cuidar bebés o niños pequeños o si en el trabajo estás sometida a una gran presión por cuestión de plazos que cumplir o a causa de un jefe difícil. La falta de motivación o estimulación en tu estilo de vida puede hacerte sentir cansada en general pero incapaz de conciliar el sueño.

Ventajas de la reflexología

La reflexología realmente puede ayudarte a que te animes y al mismo tiempo relajar el estrés y las tensiones de la vida cotidiana. Puedes practicar los ejercicios de autoayuda en casa o en el trabajo, sentada en una silla o tumbada. Lo ideal es que practiques 15 minutos, pero si estás demasiado cansada, empieza con menos y aumenta progresivamente la cantidad de tiempo.

Planta izquierda; repite en el otro pie excepto páncreas **25**

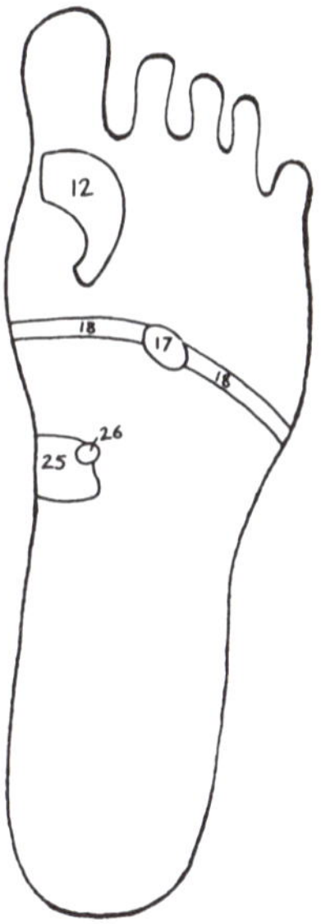

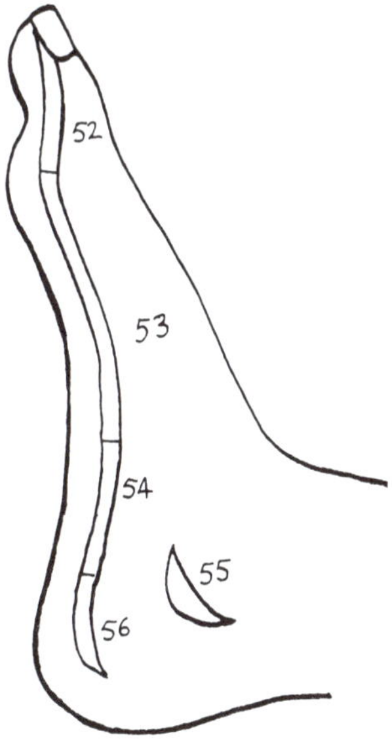

Cara interior del pie derecho; repite en el otro pie.

Insomnio

TIEMPO: 15 minutos, antes de acostarte o cuando te despiertes por la noche, en las manos o pies. Practica las técnicas de relajación general de las páginas 48-52 antes y después de los ejercicios.

Trabaja las siguientes zonas reflejas en ambas manos:

1. La cabeza 1
Para calmar la mente.

2. El plexo solar 17
Para calmar los nervios.

3. El diafragma 18
Para relajarte y hacer más profunda la respiración.

4. El corazón y las zonas relacionadas con el corazón 16
Para estabilizar la respiración y relajar el músculo cardíaco.

Véase una guía completa de los puntos numerados en los cuadros de fácil referencia de las páginas 188-193.

Trastorno

El insomnio es la incapacidad de dormir, pero también es cuando el sueño se interrumpe o te despiertas con frecuencia durante la noche.

Causa

El insomnio puede ser debido a preocupaciones, algún trauma, excitación o inquietud causada por alguna enfermedad. Puede ser consecuencia de un exceso de cansancio o de haber comido demasiado antes de acostarse. Por el contrario, si tienes mucha hambre, el bajo nivel de azúcar en la sangre también puede mantenerte despierta. El insomnio resulta un problema especial para los que trabajan en diferentes turnos o viajan mucho en avión.

Ventajas de la reflexología

La reflexología te ayuda a relajar la mente, el cuerpo y el espíritu. Puedes practicar en la cama o en una silla; ¡a menudo la gente se queda dormida antes de terminar los ejercicios!

Planta izquierda;
repite en el otro pie.

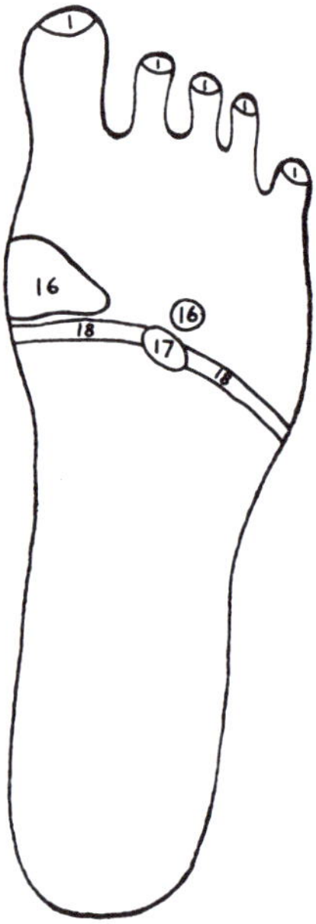

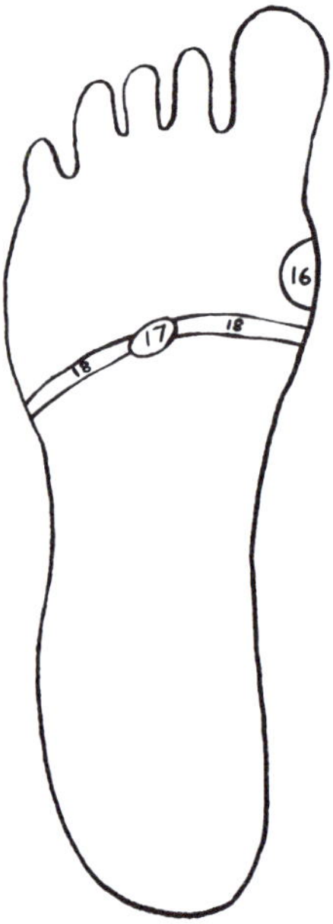

Sólo la planta derecha.

Mala circulación

TIEMPO: 10 minutos, hasta 3 veces a la semana, en las manos. Practica las técnicas de relajación general de las páginas 48-52 durante unos minutos antes y después de estos ejercicios.

Trabaja las siguientes zonas reflejas en ambas manos:

1. La linfa 7, 49, 57, 58
Para desintoxicar el cuerpo.

2. El corazón y zonas relacionadas con el corazón 16
Para aumentar el suministro de sangre al cuerpo y estimular la circulación.

3. La columna 52, 53, 54, 56
Para estimular la circulación sanguínea y los nervios.

Véase una guía completa de los puntos numerados en los cuadros de fácil referencia de las páginas 188-193.

Trastorno

Cuando hay mala circulación siempre se tiene frío, en especial en las manos y los pies.

Causa

La causa es que la sangre no circula por el cuerpo con eficacia. Las arterias pueden estar obstruidas (arterioesclerosis) o sufrir espasmos. La mala circulación puede ser hereditaria o consecuencia de un shock, falta de peso, no comer suficiente o por falta de ejercicio.

Ventajas de la reflexología

La reflexología te ayuda a mejorar la circulación. Estos ejercicios pueden resultar particularmente beneficiosos cuando te encuentras al aire libre y hace frío. Cuando empieces a practicarlos, siéntate y concéntrate en trabajar los puntos reflejos correctamente, pero cuando estés acostumbrada, puedes realizarlos en movimiento.

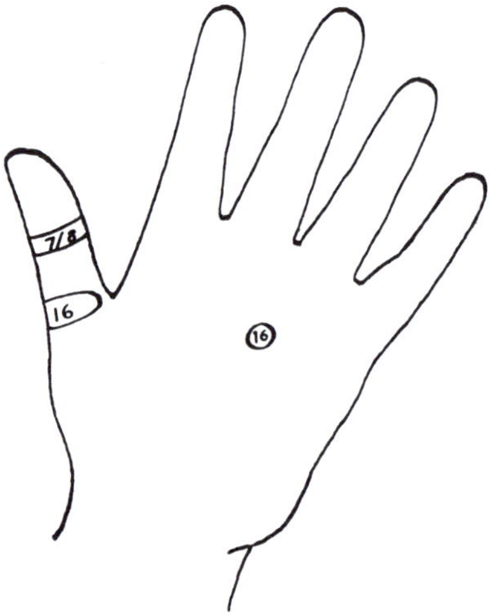

Sólo la palma izquierda.

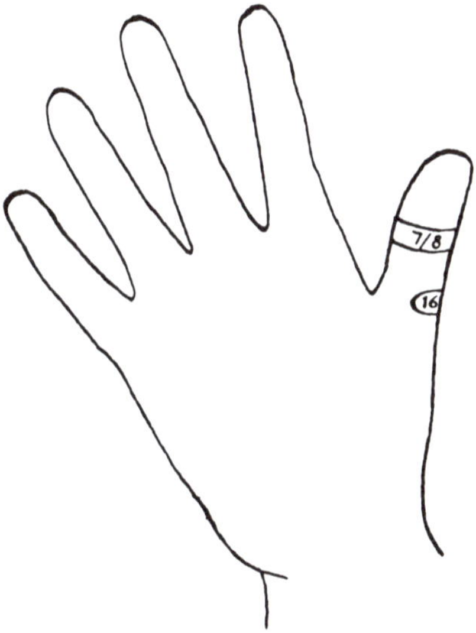

Sólo la palma derecha.

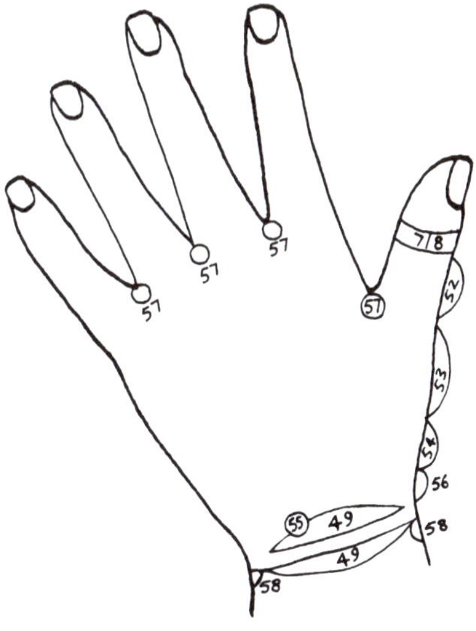

Dorso de la mano derecha.
Repite en la otra mano.

Estrés

TIEMPO: 20 minutos, hasta cuatro veces a la semana, en los pies. Practica las técnicas de relajación general de las páginas 48-52 durante unos minutos antes y después de estos ejercicios.

Trabaja las siguientes zonas reflejas en ambos pies:

1. **Las glándulas suprarrenales** 26
   Para calmar las emociones.

2. **El plexo solar** 17
   Para calmar los nervios.

3. **La pituitaria** 5
   Para equilibrar las emociones.

4. **El pecho y los pulmones** 13
   Para relajar la respiración.

5. **El cerebro y la cabeza** 1
   Para quitar de la mente las preocupaciones.

6. El corazón y zonas relacionadas 16
Para liberar la tensión en el músculo del corazón y estimular la circulación de la sangre en todo el cuerpo.

7. La columna 52, 54, 56
Para relajar el cuerpo entero.

Véase una guía completa de los puntos numerados en los cuadros de fácil referencia de las páginas 188-193.

Trastorno

La tensión nerviosa ejerce presión en todos los sistemas del cuerpo, desembocando a menudo en la enfermedad. Como ya se ha mencionado, un poco de estrés es útil, pero si en tu vida tienes un estrés constante, es más probable que enfermes y menos probable que te recuperes fácilmente.

Causa

El estrés puede ser consecuencia de una circunstancia o una combinación de ellas: problemas con tus relaciones, cambio de profesión, problemas de salud, hijos difíciles o problemas en el medio ambiente (contaminación, ruido, aditivos alimentarios, etc.).

Ventajas de la reflexología

La reflexología puede ayudarte a afrontar los problemas que te causan estrés. Te relaja, te anima a comunicar tus problemas a los demás (un problema compartido es un problema reducido a la mitad) y puede ayudarte a asumir la responsabilidad de tu vida. Practica los ejercicios de autoayuda cuando puedas dedicar 20 minutos sin interrupciones externas, preferiblemente en casa. Sin embargo, si sentarte durante 20 minutos te ha de causar estrés, practica menos tiempo. A medida que disfrutes con ello y te sientas más relajada, irás dedicándole más tiempo hasta llegar a los 20 minutos.

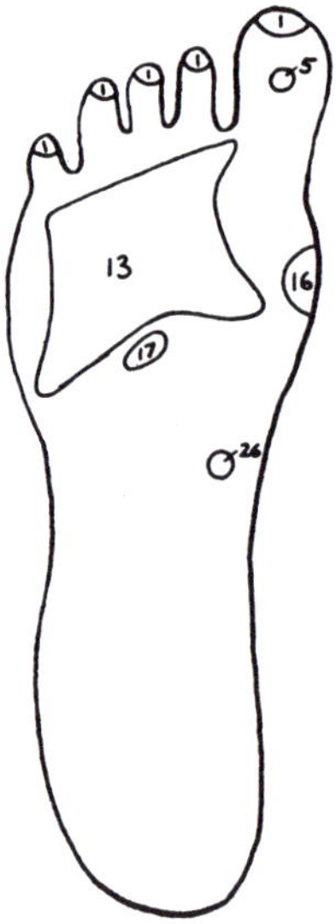

Planta derecha. Repite en el otro pie.

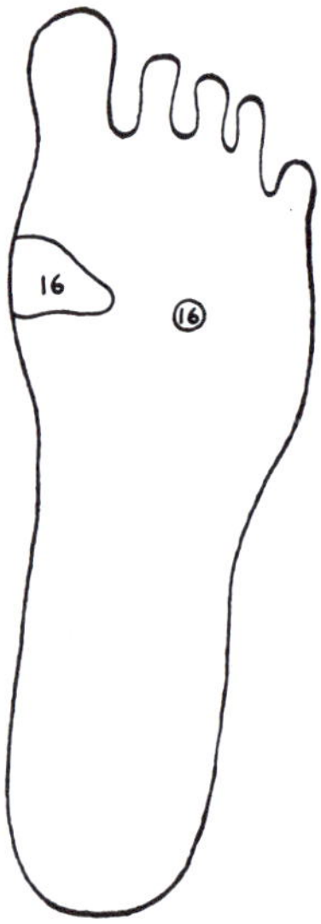

Planta izquierda solamente.

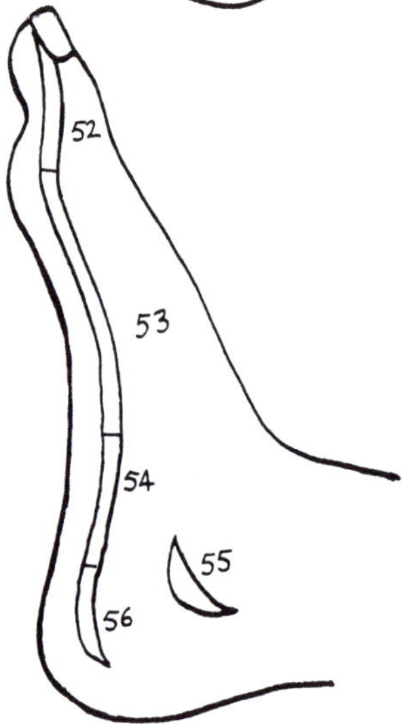

Cara interior del pie. Repite en el otro pie.

Estrés del viajero

TIEMPO: 10 minutos, antes, durante y después del viaje, en las manos. Practica las técnicas de relajación general de las páginas 48-52 antes y después de los ejercicios.

Trabaja las siguientes zonas reflejas en ambas manos:

1. Las glándulas suprarrenales 26
Para calmarte.

2. El plexo solar 17
Para calmar todo el sistema nervioso y relajar el cuerpo.

3. La glándula pituitaria 5
Para mantener las hormonas equilibradas.

4. La glándula pineal 4
Para adaptarte a cualquier cambio hormonal que se produzca en tu cuerpo, debido al *jet lag* o para acomodarte a otras zonas horarias.

5. El oído interno 10
Para mantener el equilibrio.

6. La columna 52, 53, 54, 56
Para relajar todo el cuerpo, calmar los nervios y estimular la circulación.

7. La articulación sacroilíaca 55
Pare relajar la parte inferior de la espalda.

Véase una guía completa de los puntos numerados en los cuadros de fácil referencia de las páginas 188-193.

Trastorno

Durante los viajes es posible que te sientas cansada, letárgica, ansiosa, nerviosa e intranquila. Quizá te cueste dormir aunque lo intentes, o tal vez te marees o te deshidrates.

Causa

El estrés producido por los viajes se debe a un cambio en el metabolismo, debido al *jet lag* cuando cruzas diferentes zonas horarias, por el movimiento de un vehículo o porque te sientes ansiosa o excitada por el viaje. También es posible que te sientas enfadada, confusa, frustrada y desorientada si se producen cancelaciones o retrasos en tu programa.

Ventajas de la reflexología

Practicar los ejercicios de autoayuda antes de tu viaje te ayuda a relajarte. La reflexología durante el viaje puede impedir el mareo y ayudarte a conservar el equilibrio y la calma. Trabajar en ti misma después de tu viaje puede ayudarte a recuperar la armonía en todo el cuerpo y a adaptarte al ambiente.

Palma izquierda;
repite en el otro lado.

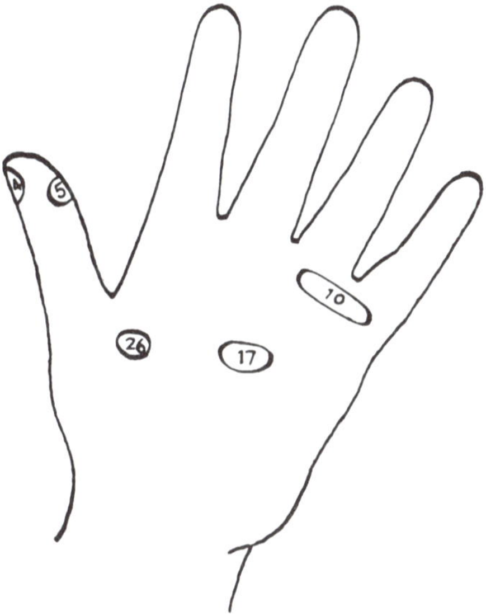

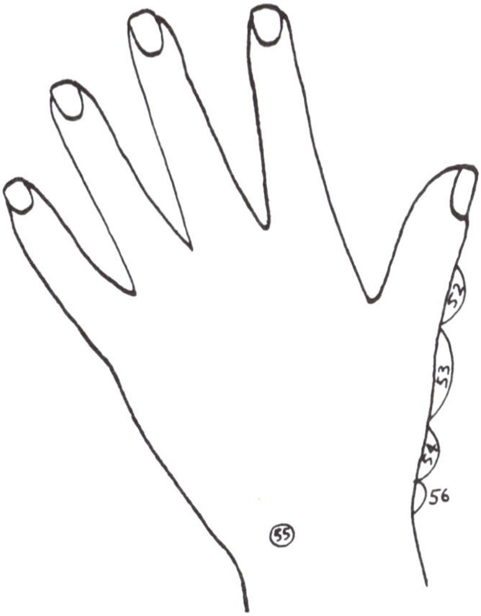

Dorso mano izquierda;
repite en la otra mano.

Dolor de espalda

TIEMPO: 20 minutos, hasta tres veces a la semana, en los pies. Practica las técnicas de relajación general de las páginas 48-52 antes y depués de estos ejercicios.

Trabaja las siguientes zonas reflejas en ambos pies:

1. El plexo solar 17
Para calmar el cuerpo entero.

2. El diafragma 18
Para oxigenar el cuerpo y relajar la respiración.

3. El hombro y brazo 15
Para relajar estas zonas.

4. El cuello 7, 8
Para relajar toda la zona del cuello.

5. El nervio ciático 41
Para mejorar la circulación y relajar cualquier tensión que haya en el nervio.

6. La cadera y rodilla 48
Para relajarte y liberar la tensión en esas zonas.

7. La columna 52, 53, 54, 56
Para relajar el cuerpo y estimular la circulación a fin de suministrar oxígeno fresco a las zonas de tensión.

8. La articulación sacroilíaca 55
Para relajar la parte inferior de la espalda.

Véase una guía completa de los puntos numerados en los cuadros de fácil referencia de las páginas 188-193.

Trastorno

El dolor puede ser en una zona general como la superior, la inferior o la media, o en una zona específica como los hombros o el cuello.

Causa

El dolor de espalda es uno de los síntomas más corrientes de enfermedad en el mundo actual. Puede producirse por numerosas razones: mala postura, un accidente, levantar objetos pesados, un trauma, tensión premenstrual, gripe o cualquier otra enfermedad. Se han realizado algunas investigaciones médicas que sugieren que es más probable que se produzcan dolor de espalda o lesiones en la espalda cuando los niveles de azúcar en la sangre son bajos o cuando se está muy tenso.

Ventajas de la reflexología

La reflexología puede ayudarte a tratar el dolor de espalda y actuar como medida preventiva manteniendo los músculos relajados y flexibles. Activa la oxigenación de las zonas en que se han formado toxinas causando rigidez y dolor. Procura sentarte en una silla cómoda y firme y realizar estos ejercicios con la espalda recta.

ATENCIÓN:
Estos ejercicios de autoayuda están pensados para personas con dolores pasajeros y no crónicos o graves. Consulta siempre con el médico para que te diagnostique cualquier dolor de espalda.

Planta derecha;
repite en el otro pie.

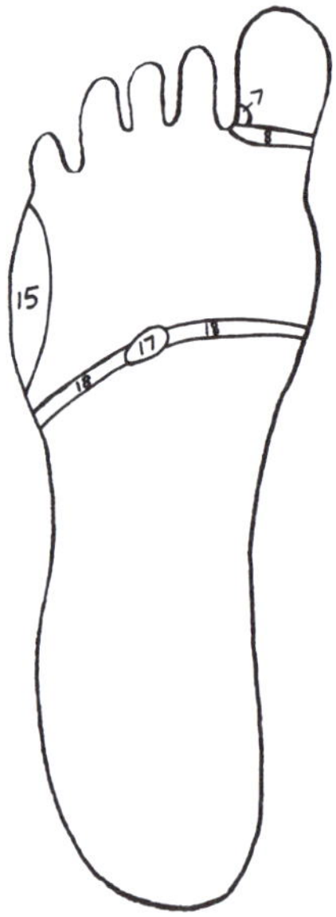

Cara interior del pie derecho; repite en el otro pie.

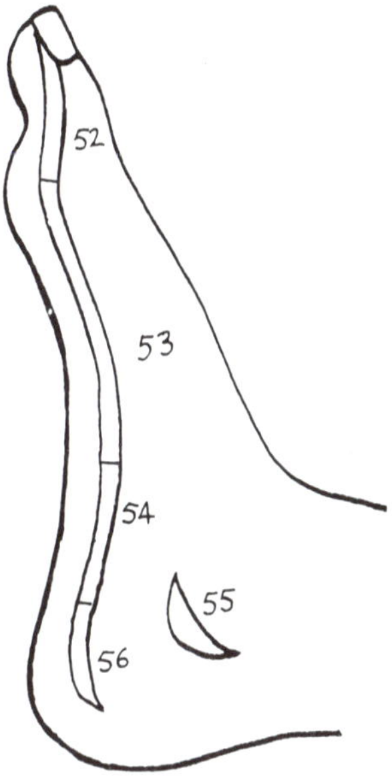

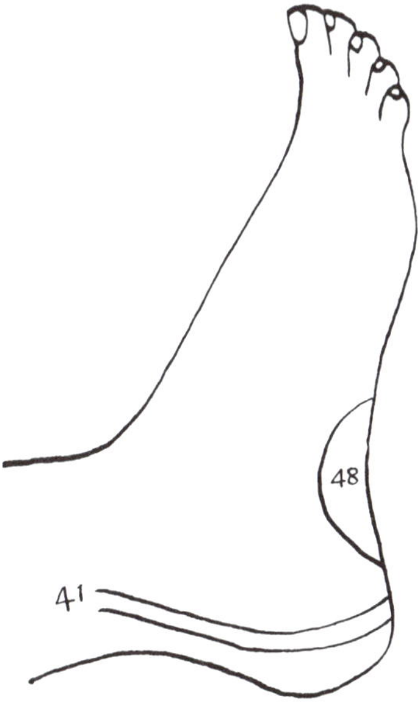

Cara externa del pie derecho; repite en el otro lado.

Tensión premenstrual (hinchazón, dolor de espalda)

TIEMPO: 20 minutos, sólo una vez al día, tres veces durante la semana anterior a la menstruación y/o al finalizar la menstruación, en los pies. Practica las técnicas de relajación general de las páginas 48-52 antes y después de estos ejercicios.

Trabaja las zonas reflejas en ambos pies excepto hígado 19 pie derecho solamente; bazo 28 sólo el pie izquierdo:

1. El plexo solar 17
Para calmar el sistema nervioso.

2. Los riñones 27
Para eliminar toxinas del cuerpo.

3. El hígado 19
Sólo el pie derecho. Para desintoxicar la sangre y equilibrar los niveles de agua.

4. La glándula tiroides 12
Para equilibrar los niveles de energía, que pueden estar bajos durante la menstruación.

5. El paratiroides 12
Para mantener los niveles de fósforo y calcio.

6. Las glándulas suprarrenales 26
Para mantener los niveles de minerales y equilibrar la energía del cuerpo.

7. Los ganglios linfáticos del pecho 45, 57
Para reducir la hinchazón en el pecho y estimular la circulación de la linfa.

8. El bazo 28
Sólo el pie izquierdo. Para desintoxicar el cuerpo.

9. Los ovarios 44
Para ayudar a formar las hormonas estrógeno y progesterona.

10. El útero 45
Para mantener una buena circulación de la sangre.

11. Las trompas de Falopio 46
Para liberar la tensión y mantener la zona despejada.

12. La zona lumbar 54
Para relajar los músculos de la parte inferior de la espalda.

Véase una guía completa de los puntos numerados en los cuadros de fácil referencia de las páginas 188-193.

Trastorno

La tensión premenstrual puede producir dolor en la parte inferior de la espalda, calambres y/o hinchazón abdominal.

Causa

Este tipo de tensión premenstrual está causada por retención de fluidos y calambres en la zona pélvica desde dos semanas a un día antes de la menstruación. También se pueden experimentar síntomas durante el período aunque la mayoría de mujeres afirman que la tensión premenstrual desaparece a los pocos días.

Ventajas de la reflexología

La práctica de los ejercicios de autoayuda antes de la menstruación puede ayudarte a estimular la circulación, desintoxicar el cuerpo y estimular el sistema endocrino, lo cual reduce la gravedad de los síntomas. Estos ejercicios también ayudan a que comience el flujo (como consecuencia de la estimulación de la zona reproductiva y a través de la relajación general); practicar la reflexología hacia el final de la menstruación puede contribuir a que finalice.

Sólo la planta derecha.

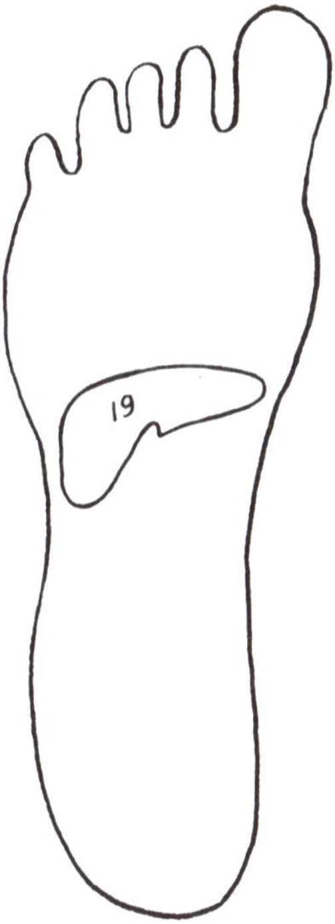

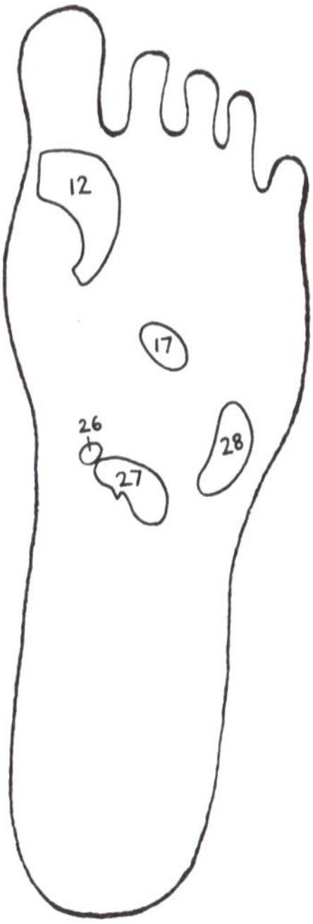

Planta izquierda; repite en el otro pie excepto bazo **28**

Cara interna del pie izquierdo; repite en el otro pie.

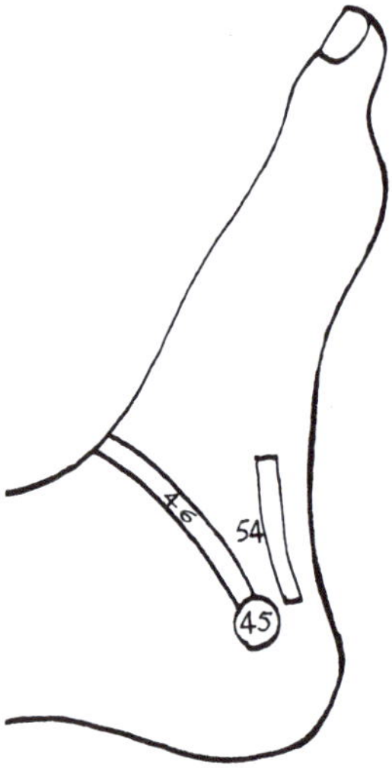

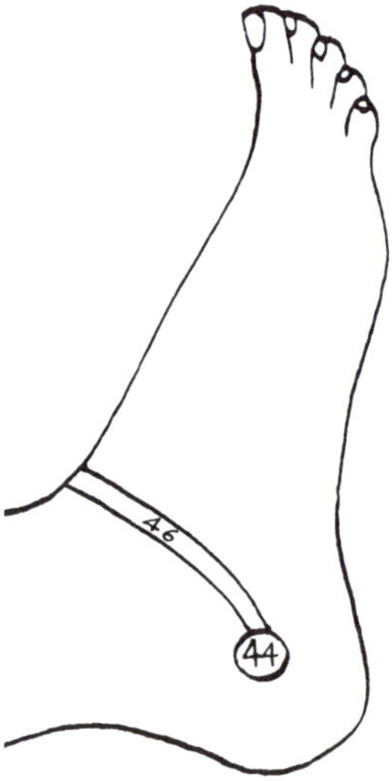

Cara externa del pie derecho; repite en el otro pie.

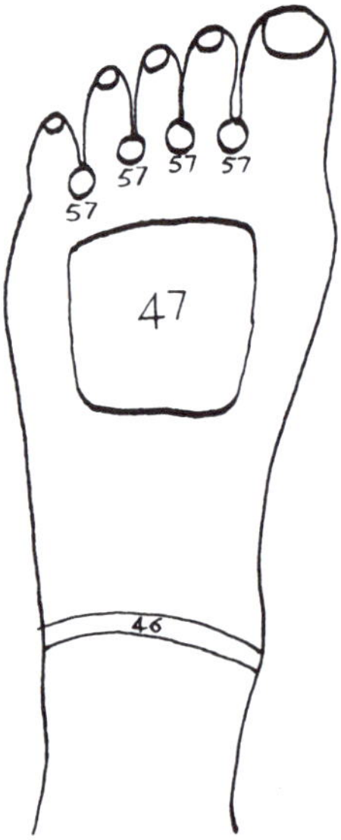

Dorso del pie; repite en el otro pie.

Tensión premenstrual (dolor de cabeza, problemas emocionales)

TIEMPO: 20 minutos, sólo una vez al día, tres veces durante la semana anterior a la menstruación, en las manos. Practica las técnicas de relajación general de las páginas 48-52 antes y después de este ejercicio.

Trabaja las siguientes zonas reflejas en ambas manos:

1. La pituitaria 5
Para estimular todos los órganos endocrinos, lo que ayuda a mantener equilibrados el humor y las hormonas.

2. Los senos nasales 2
Para liberar la tensión de los senos nasales.

3. El cerebro y la cabeza 1
Para calmar la mente y liberar la tensión y la irritabilidad.

4. El cuello 7, 8
Para relajar los músculos del cuello.

5. Los ojos 9
Para liberar la tensión alrededor de los ojos.

6. El diafragma 18
Para ayudarte a respirar y oxigenar la sangre.

7. El plexo solar 17
Para ayudarte a calmar los nervios.

8. La columna 52, 53, 54, 56
Para mejorar la circulación y liberar la tensión muscular alrededor de la columna.

9. La articulación sacroilíaca 55
Para relajar la parte inferior de la espalda.

Véase una guía completa de los puntos numerados en los cuadros de fácil referencia de las páginas 188-193.

Trastorno

La tensión premenstrual puede hacerte sentir muy sensible, con ganas de llorar, colérica, agresiva, impaciente, irracional y a veces violenta. También es posible que te sientas confusa y torpe y tengas tendencia a sufrir dolor de cabeza.

Causa

Cuando se acerca la menstruación los niveles de hormonas varían, lo cual puede crear un desequilibrio emocional y tensión.

Ventajas de la reflexología

La reflexología te ayuda antes y durante el período relajando todo tu cupero e influye en el sistema endocrino para equilibrar el cuerpo. Es mejor practicar los ejercicios por la mañana a primera hora o por la noche. Si tu tensión premenstrual se convierte en una forma de depresión cada mes, tus cambios de humor son extremos o tienes migrañas, deberías consultar con el médico.

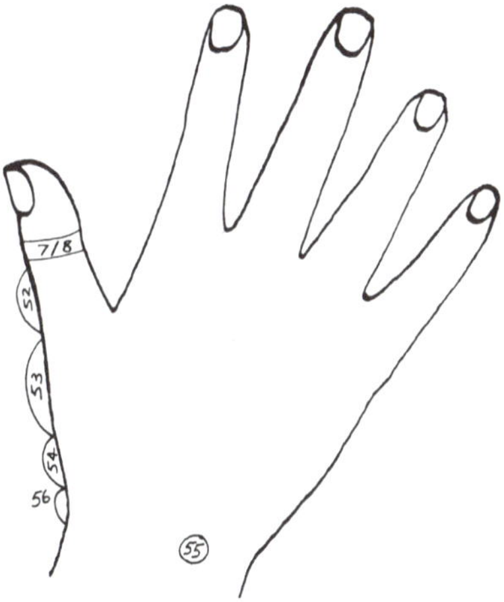

Dorso mano derecha; repite en la otra mano.

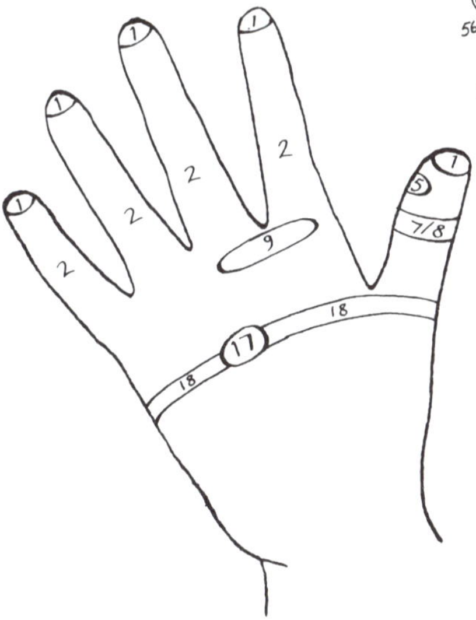

Palma derecha; repite en la otra mano.

Estreñimiento

TIEMPO: 15 minutos, hasta tres veces a la semana, en los pies. Practica las técnicas de relajación general de las páginas 48-52 antes y después de estos ejercicios.

Trabaja las siguientes zonas reflejas en ambos pies excepto hígado 19, válvula ileocecal 35, vesícula biliar 23, sólo el pie derecho:

1. El plexo solar 17
Para aumentar la actividad nerviosa y relajar la tensión.

2. La zona lumbar 54
Para liberar la tensión en la parte inferior de la espalda.

3. Los intestinos 30, 31, 33, 34, 37, 42
Para aliviar los intestinos liberando la tensión y estimulando la circulación.

4. Las glándulas suprarrenales 26
Para liberar adrenalina y estimular los niveles de energía y hacer que las cosas se muevan.

5. El hígado **19**
Sólo el pie derecho. Para acelerar la producción de bilis y desintoxicar el cuerpo.

6. La vesícula biliar **23**
Sólo el pie derecho. Para liberar la tensión en esa parte del sistema digestivo.

7. La válvula ileocecal **35**
Sólo el pie derecho. Para impedir el reflujo de materia del intestino grueso al intestino delgado.

8. El nervio ciático **41**
Para liberar la tensión que bloquea esa zona.

9. La cadera y la rodilla **48**
Para reducir la tensión en esas zonas.

Véase una guía completa de los puntos numerados en los cuadros de fácil referencia de las páginas 188-193.

Trastorno

Dificultad para evacuar. Quizá expeles mucho gas. Tal vez también tengas el ano irritado y hemorroides debido a la tensión provocada en la zona.

Causa

Una falta general de vitalidad, debilidad como consecuencia de una enfermedad, tensiones o problemas emocionales reprimidos, estrés, miedo o falta de fibra dietética pueden provocar estreñimiento. No beber suficiente agua es un factor frecuente. El síndrome del colon irritable, en el que el colon a veces padece espasmos, una infección y las alergias (en particular al trigo y a los productos lácteos) también pueden resultar problemáticos.

Ventajas de la reflexología

La reflexología estimula tus niveles de energía, libera energía, te ayuda a desbloquear el sistema digestivo y a tu cuerpo a eliminar el estrés y la tensión.

Sólo la planta derecha.

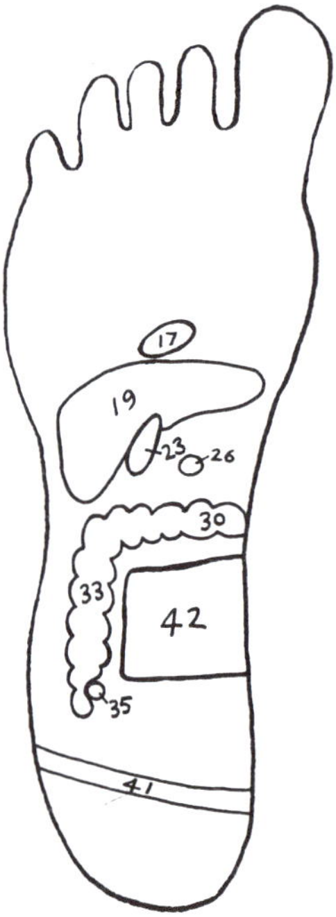

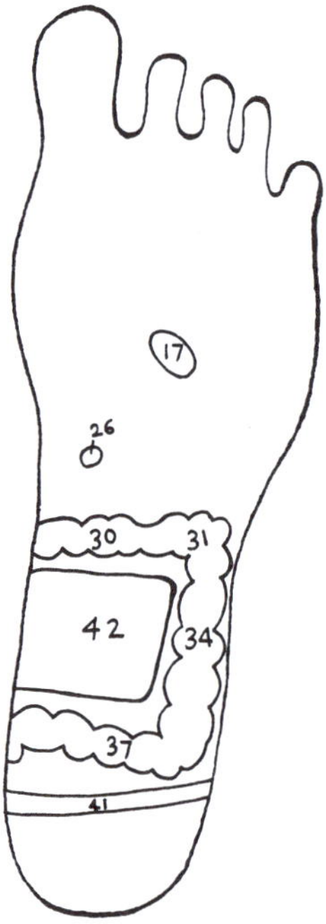

Sólo la planta izquierda.

*Cara exterior
del pie izquierdo;
repite en el otro pie.*

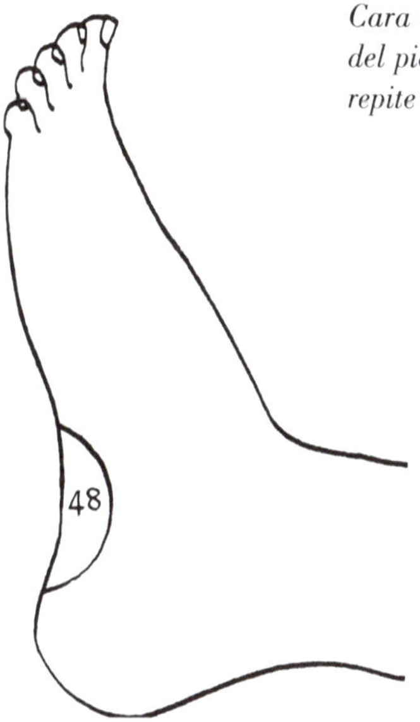

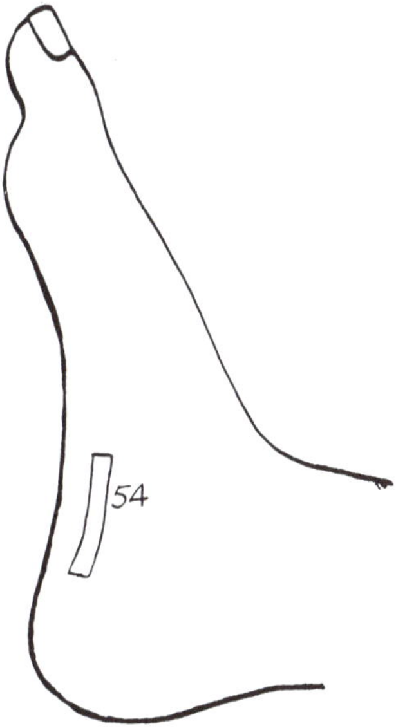

*Cara interior
del pie derecho;
repite en el otro pie.*

Diarrea

TIEMPO: 10 minutos, dos veces al día, en las manos. Practica las técnicas de relajación general de las páginas 48-52 antes y después de estos ejercicios.

Trabaja las siguientes zonas reflejas en ambas manos excepto hígado 19, válvula ileocecal 35, duodeno 24, sólo la mano derecha, y ano 60, sólo la mano izquierda:

1. El plexo solar 17
Para calmar los nervios.

2. La válvula ileocecal 35
Sólo la mano derecha. Para impedir el reflujo de materia desde el intestino grueso al intestino delgado.

3. Los intestinos 30, 31, 33, 34, 37, 42
Para equilibrar la zona.

4. Las glándulas suprarrenales 26
Para equilibrar los niveles de minerales. La hidrocortisona producida aquí te ayuda a combatir cualquier inflamación.

5. El duodeno 24
Sólo la mano derecha. Para relajar esa zona.

6. El hígado 19
Sólo la mano derecha. Para equilibrar la producción de bilis y limpiar el cuerpo de toxinas.

7. El ano 60
Sólo la mano izquierda. Para reducir la incomodidad.

8. La columna 52, 53, 54, 56
Para relajar y calmar todo el cuerpo.

9. La articulación sacroilíaca 55
Para relajar la parte inferior de la espalda.

Véase una guía completa de los puntos numerados en los cuadros de fácil referencia de las páginas 188-193.

Trastorno

Movimientos intestinales involuntarios que o son más blandos de lo usual o completamente líquidos y constantes, con la posible consecuencia de sufrir deshidratación, irritación del ano y dolor de cabeza.

Causa

Se puede sufrir diarrea a causa de una intoxicación alimentaria, alergias, shock o infecciones víricas o bacteriales. El miedo o el nerviosismo también pueden provocarla.

Ventajas de la reflexología

La reflexología ayuda a eliminar toxinas, equilibra los niveles de minerales y te calma. Es mejor que practiques los ejercicios de autoayuda en cuanto se produzca la dolencia, o sentada o tumbada.

Dorso de la mano izquierda; repite en la otra mano.

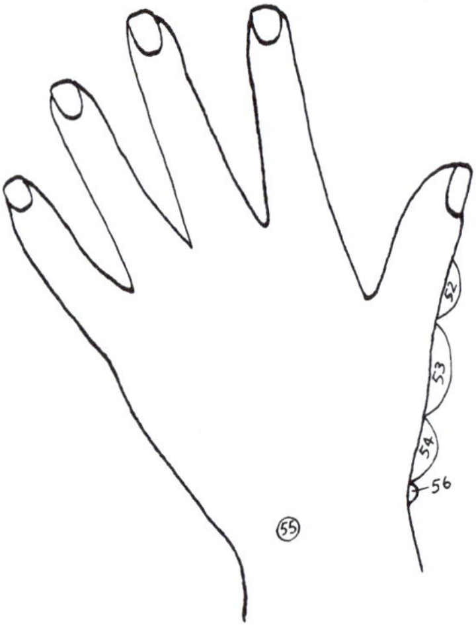

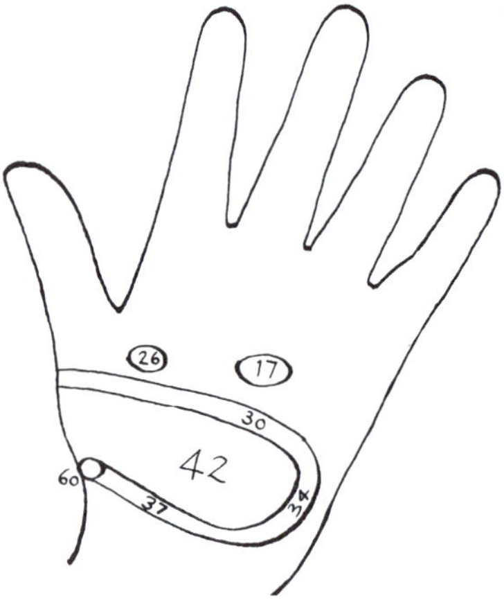

Palma de la mano izquierda; repite en la otra mano excepto ano **60**.

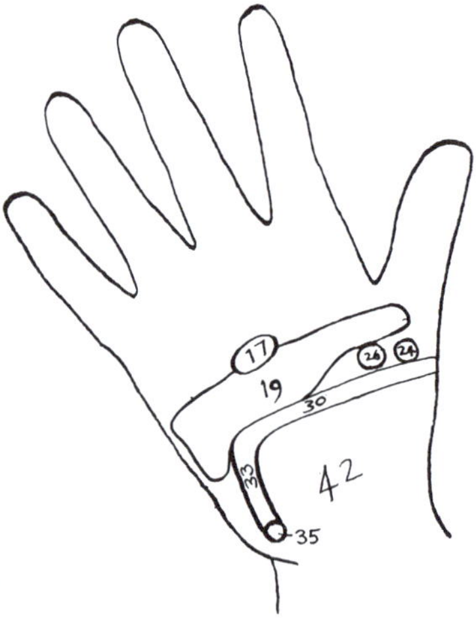

Sólo la palma de la mano derecha.

Ataque de pánico

TIEMPO: 5-10 minutos, cuando empieza un ataque, en las manos. Practica las técnicas de relajación general de las páginas 48-52 antes y después de estos ejercicios.

Trabaja las siguientes zonas reflejas de ambas manos:

1. El plexo solar 17
Para relajar el sistema nervioso y calmar en general todo el cuerpo.

2. El pecho y los pulmones 13, el corazón y zonas relacionadas con el corazón 16 y el diafragma 18
Para abrir la caja torácica y permitir la entrada de más oxígeno en la zona para regularizar la respiración.

3. Las glándulas suprarrenales 26
Para equilibrar los niveles de energía.

Véase una guía completa de los puntos numerados en los cuadros de fácil referencia de las páginas 188-193.

Trastorno

Cuando sufres un ataque de pánico sientes que te falta la respiración, tienes temblores y vértigo y quizá empieces a sudar.

Causas

Los ataques de pánico están causados por la hiperventilación y pueden ser provocados por una emoción fuerte, el estrés o el miedo. El pánico suele empezar cuando te sientes desbordada por una situación, la sensación de haber perdido el control o de estar atrapada. Las personas agorafóbicas (que tienen miedo de salir a los grandes espacios abiertos) pueden sufrir un ataque de pánico cuando salen de casa. Puedes sufrir un ataque si te hallas bajo presión en el trabajo o en casa o cuando tienes miedo de enfrentarte a lo desconocido. También es posible que despiertes en mitad de la noche con un ataque de pánico. Por la noche es frecuente que afloren los miedos que durante el día han sido reprimidos.

Ventajas de la reflexología

La reflexología te calma. Es recomendable que te interrogues acerca de la situación o el problema que crea el pánico. Siéntate con los dos pies en el suelo y la espalda recta cuando practiques estos ejercicios de autoayuda.

Sólo la palma de la mano izquierda.

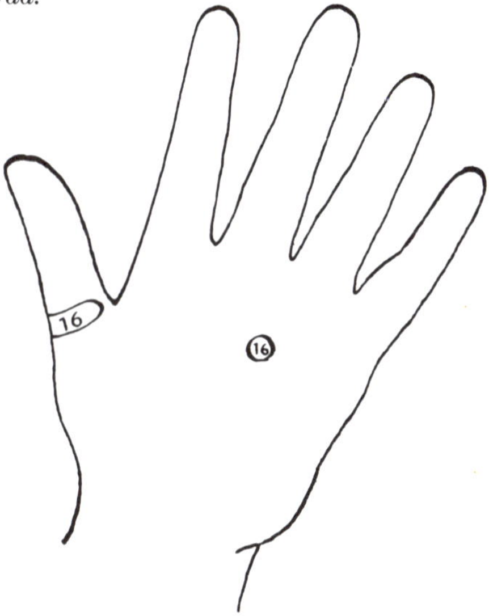

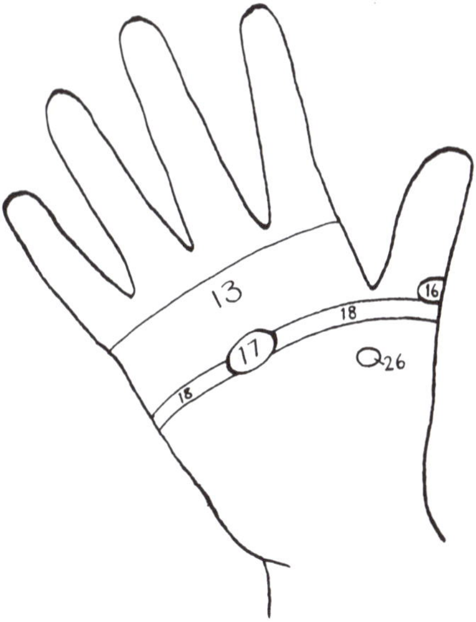

Palma de la mano derecha; repite en la otra mano excepto corazón y zonas relacionadas con el corazón **16**

Osteoporosis

TIEMPO: 14 minutos, dos veces a la semana, en las manos. Practica las técnicas de relajación general de las páginas 48-52 antes y después de estos ejercicios.

Trabaja las siguientes zonas reflejas en ambas manos:

1. La pituitaria 5
Para equilibrar todas las hormonas del cuerpo.

2. El tiroides y el paratiroides 12
Para equilibrar la cantidad de calcio de los huesos.

3. Los ovarios 44
Para liberar la hormona estrógeno directamente a la corriente sanguínea.

4. La columna 52, 53, 54, 56
Para aumentar la circulación sanguínea, que transporta las hormonas a todo el cuerpo, y equilibrar el sistema nervioso en general.

5. La articulación sacroilíaca 55
Para relajar la parte inferior de la espalda.

Véase una guía completa de los puntos numerados en los cuadros de fácil referencia de las páginas 188-193.

Trastorno

Los huesos se vuelven más delgados y porosos, con lo que se pueden fracturar fácilmente.

Causa

La osteoporosis es causada por una falta de hormonas femeninas y/o nutrientes importantes para la formación de los huesos como el calcio. Es más probable padecerla durante el embarazo, cuando la necesidad de tomar calcio es mayor o cuando el sistema hormonal puede desequilibrarse con facilidad, y después de la menopausia, como consecuencia de los niveles inferiores de hormonas femeninas en el cuerpo.

Ventajas de la reflexología

La reflexología ayuda a aumentar tus niveles de energía, estimula la circulación y equilibra los niveles hormonales. Asimismo ayuda al proceso de digestión de los nutrientes en el cuerpo para mantener los huesos fuertes. Si eres flexible quizá prefieras tumbarte y realizar estos ejercicios en los pies; si no, siéntate y practícalos en las manos. Procura ejercer una presión muy ligera en los puntos reflejos.

*Dorso de la mano izquierda;
repite en la otra mano.*

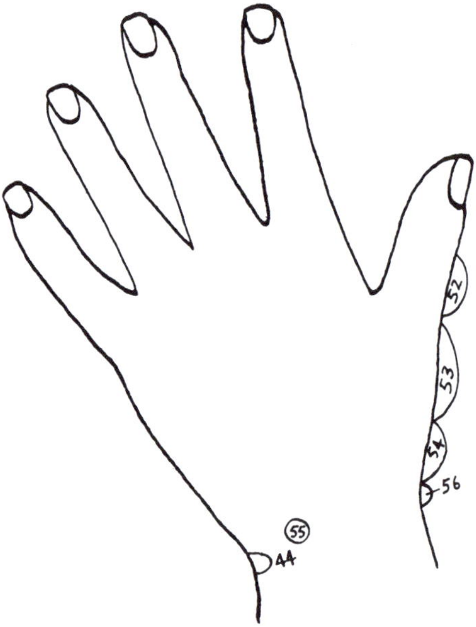

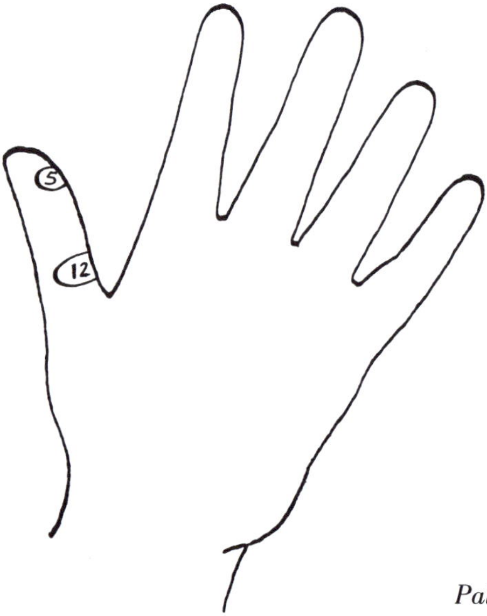

*Palma de la mano izquierda;
repite en la otra mano.*

Cuarta parte

Sección de referencia

Cuadros de fácil referencia

Lista de puntos reflejos en las manos y los pies

1. *Parte superior de la cabeza / cerebro*
2. *Dientes y senos nasales*
3. *Zona temporal*
4. *Pineal / hipotálamo*
5. *Glándula pituitaria*
6. *Base del cráneo*
7. *Lateral del cuello / linfa*
8. *Cuello / garganta*
9. *Ojos*
10. *Oídos*
11. *Trompa de eustaquio*
12. *Tiroides / paratiroides*
13. *Pecho / pulmones*
14. *Bronquios*
15. *Brazos / hombros*
16. *Corazón y zonas relacionadas con el corazón*
17. *Plexo solar*
18. *Diafragma*
19. *Hígado*
20. *Esófago*
21. *Esfínter pilórico*
22. *Estómago*
23. *Vesícula biliar*
24. *Duodeno*
25. *Páncreas*
26. *Suprarrenales*
27. *Riñones*
28. *Bazo*
29. *Flexura hepática*
30. *Colon transversal*
31. *Flexura esplénica*
32. *Uréteres*
33. *Colon ascendente*
34. *Colon descendente*
35. *Válvula ileocecal*
36. *Vejiga*
37. *Colon sigmoideo*
38. *Ciego*
39. *Apéndice*
40. *Recto*
41. *Nervio ciático*
42. *Intestino delgado*
43. *Mandíbula / encías / dentadura*
44. *Ovarios / testículos*
45. *Útero / próstata*
46. *Trompas de Falopio / bolsas seminales*
47. *Senos*
48. *Cadera / rodilla*
49. *Ganglios linfáticos*
50. *Timo*
51. *Nariz*
52. *Columna cervical*
53. *Columna torácica*
54. *Columna lumbar*
55. *Sacroilíaco*
56. *Cóccix*
57. *Ganglios linfáticos superiores y del pecho*
58. *Ganglios linfáticos de la ingle*
59. *Cara*
60. *Ano*

Plantas de los pies

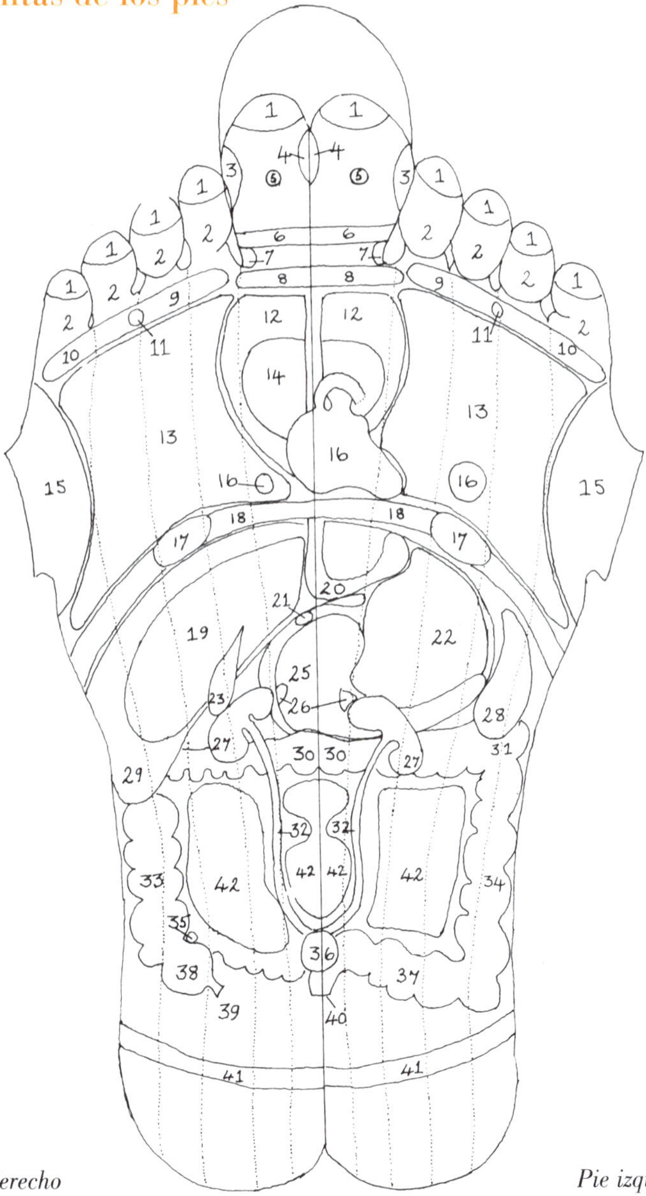

Pie derecho　　*Pie izquierdo*

Cara interna de los pies

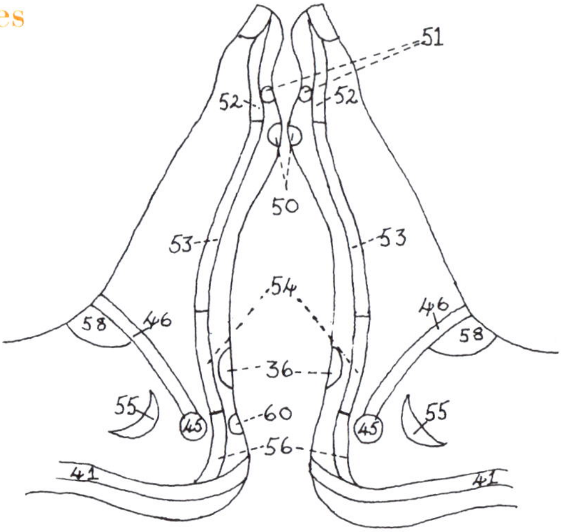

Pie izquierdo *Pie derecho*

Cara externa de los pies

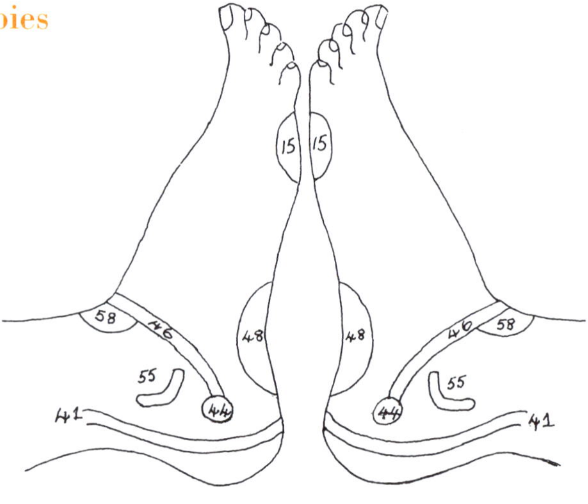

Pie derecho *Pie izquierdo*

Dorso de los pies

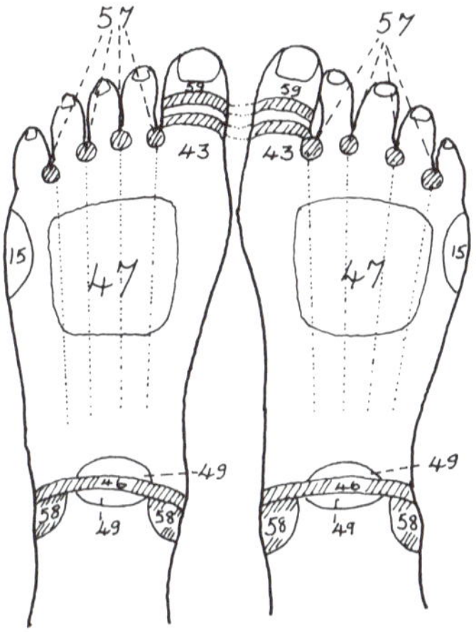

Pie izquierdo *Pie derecho*

Lista de puntos reflejos en las manos y los pies

1 *Parte superior de la cabeza / cerebro*
2 *Dentadura y senos nasales*
3 *Zona temporal*
4 *Pineal / hipotálamo*
5 *Glándula pituitaria*
6 *Base del cráneo*
7 *Lateral del cuello / linfa*
8 *Cuello / garganta*
9 *Ojos*
10 *Oídos*
11 *Trompa de eustaquio*
12 *Tiroides / paratiroides*
13 *Pecho / pulmones*
14 *Bronquios*
15 *Brazos / hombros*
16 *Corazón y zonas relacionadas con el corazón*
17 *Plexo solar*
18 *Diafragma*
19 *Hígado*
20 *Esófago*
21 *Esfínter pilórico*
22 *Estómago*
23 *Vesícula biliar*
24 *Duodeno*
25 *Páncreas*
26 *Suprarrenales*
27 *Páncreas*
28 *Bazo*
29 *Flexura hepática*
30 *Colon transverso*
31 *Flexura esplénica*
32 *Uréteres*
33 *Colon ascendente*
34 *Colon descendente*
35 *Válvula ileocecal*
36 *Vejiga*
37 *Colon sigmoideo*
38 *Ciego*
39 *Apéndice*
40 *Recto*
41 *Nervio ciático*
42 *Intestino delgado*
43 *Mandíbula / encías / dentadura*
44 *Ovarios / testículos*
45 *Útero / próstata*
46 *Trompas de Falopio / testículos*
47 *Pecho*
48 *Cadera / cuello*
49 *Ganglios linfáticos*
50 *Timo*
51 *Nariz*
52 *Columna cervical*
53 *Columna torácica*
54 *Columna lumbar*
55 *Sacroilíaco*
56 *Cóccix*
57 *Ganglios linfáticos superiores y del pecho*
58 *Ganglios linfáticos de la ingle*
59 *Cara*
60 *Ano*

Palmas de las manos

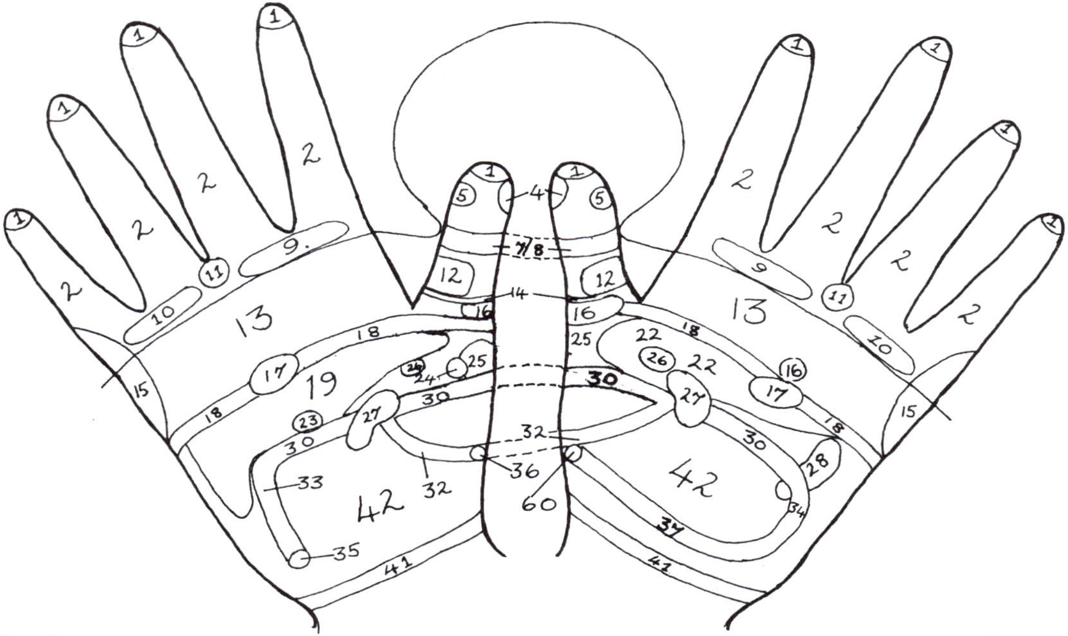

Mano derecha *Mano izquierda*

Dorso de las manos

Mano izquierda

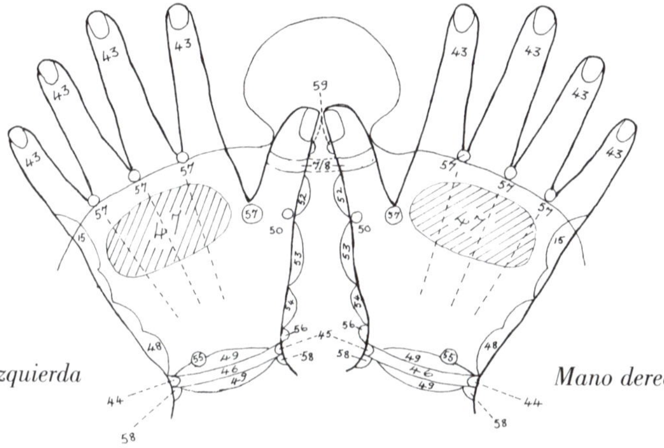

Mano derecha

Lista de puntos reflejos en las manos y los pies

1 *Parte superior de la cabeza / cerebro*
2 *Dentadura y senos nasales*
3 *Zona temporal*
4 *Pineal / hipotálamo*
5 *Glándula pituitaria*
6 *Base del cráneo*
7 *Lateral del cuello / linfa*
8 *Cuello / garganta*
9 *Ojos*
10 *Oídos*
11 *Trompa de eustaquio*
12 *Tiroides / paratiroides*
13 *Pecho / pulmones*
14 *Bronquios*
15 *Brazos / hombros*
16 *Corazón y zonas relacionadas con el corazón*
17 *Plexo solar*
18 *Diafragma*
19 *Hígado*
20 *Esófago*
21 *Esfínter pilórico*
22 *Estómago*
23 *Vesícula biliar*
24 *Duodeno*
25 *Páncreas*
26 *Suprarrenales*
27 *Páncreas*
28 *Bazo*
29 *Flexura hepática*
30 *Colon transverso*
31 *Flexura esplénica*
32 *Uréteres*
33 *Colon ascendente*
34 *Colon descendente*
35 *Válvula ileocecal*
36 *Vejiga*
37 *Colon sigmoideo*
38 *Ciego*
39 *Apéndice*
40 *Recto*
41 *Nervio ciático*
42 *Intestino delgado*
43 *Mandíbula / encías / dentadura*
44 *Ovarios / testículos*
45 *Útero / próstata*
46 *Trompas de Falopio / testículos*
47 *Pecho*
48 *Cadera / cuello*
49 *Ganglios linfáticos*
50 *Timo*
51 *Nariz*
52 *Columna cervical*
53 *Columna torácica*
54 *Columna lumbar*
55 *Sacroilíaco*
56 *Cóccix*
57 *Ganglios linfáticos superiores y del pecho*
58 *Ganglios linfáticos de la ingle*
59 *Cara*
60 *Ano*

Visita a un reflexólogo profesional

Visitar a un reflexólgo es muy distinto de trabajar con tus propios manos y pies porque el reflexólogo es experto en detectar todo el panorama de tu salud y puede ser objetivo. Resulta casi imposible ser totalmente objetivo con tu propia salud porque tú te conoces y no puedes despegarte de tus síntomas. El reflexólogo te proporciona la atención y los cuidados que mereces durante la visita, que suele durar una hora completa. Quizá pienses que es un capricho dedicarte tiempo a ti misma para disfrutar de la reflexología, en especial si llevas una vida muy agitada o si siempre te has ocupado de los demás. Pero es esencial que te dediques este tiempo, aunque estés sana, para relajarte, liberarte de las preocupaciones y disfrutar dejándote mimar.

Como todas las terapias complementarias (o alternativas), la reflexología te ofrece la oportunidad de actuar sobre la causa y las pautas de comportamiento que provocan tus problemas de salud. Por ejemplo, si siempre estás buscando la aprobación, quizá descubras por qué tienes esta pauta y puedes intentar cambiarla si quieres. Es diferente de la medicina convencional, que trata los síntomas como el problema.

Los reflexólogos no afirman que lo curan todo, no tratan una enfermedad específica ni recetan medicamentos (sólo los médicos pueden hacerlo), pero ayudan a equilibrar la mente, el cuerpo y el espíritu tratando la causa de los problemas mediante la relajación y la estimulación de los poderes curativos naturales del cuerpo. Como ya he mencionado, el reflexólogo te anima a asumir la responsabilidad de tu propia salud y de tu propia vida y estimula el conocimiento de ti misma.

¿Cuándo debes visitar al reflexólogo?

Puedes visitar al reflexólogo por puro placer, ¡para disfrutar del lujo de que te hagan masaje en los pies durante una hora! Esto puede ayudarte a sentirte feliz, relajada y en excelente estado de salud. Sin embargo, es más probable que visites a un reflexólogo cuando ya estás enferma, agotada o estresada; cuando tu cuerpo ha perdido el equilibrio. En algunos casos, hay personas que dicen que están demasiado enfermas para visitar a un reflexólogo, pero una sesión durante la mayoría de enfermedades puede resultar extremadamente beneficiosa.

Prepárate para un tratamiento de reflexología

Si los pies no te huelen muy bien al final de la jornada, lavártelos antes de un tratamiento de reflexología es una amabilidad hacia el reflexólogo. Asimismo, evita comer con abundancia, ya que si lo haces tu cuerpo estará ocupado trabajando y quizá no pueda relajarse por completo y disfrutar al máximo de los beneficios del tratamiento.

La primera consulta de reflexología

Tu primera visita al reflexólogo quizá dure más que una sesión normal, ya que tendrás que proporcionarle tu historial médico básico (aunque goces de buena salud) y comentar tu estilo de vida. Esto incluye cualquier medicación que estés tomando o hayas tomado en el pasado, operaciones y trastornos emocionales o traumas experimentados en tu vida, pero toda la información que das es confidencial. Si estás tomando alguna medicación, has sufrido una operación reciente o has padecido alguna enfermedad importante, tendrás que entregar a tu reflexólogo un «permiso» del médico de cabecera o especialista. De este modo el reflexólogo puede trabajar en colaboración con tu médico en beneficio de tu salud.

A partir de la información que le des y después del primer tratamiento, el reflexólogo te indicará cuántas sesiones más de tratamiento necesitarás y cuándo debes visitarle. Suele ser habitual una o dos veces a la semana, pero puede ser más o menos, según tu problema. Es muy difícil saber exactamente cuánto durará el tratamiento que necesitas, porque cada persona reacciona de manera diferente. Es muy corriente que la gente siga con el tratamiento mucho después de que el problema haya desaparecido, porque disfrutan con la reflexología y procuran que les quede tiempo para ella de forma regular.

En ocasiones, en la consulta inicial, un buen reflexólogo puede recomendar algún otro tipo de terapia complementaria aparte de la reflexología si cree que te iría mejor, por ejemplo, osteopatía, acupuntura, masaje, shiatsu, terapia craneosacral, etc. Muchas personas experimentan con diferentes terapias para ver cuáles prefieren; esto está bien, pero es mejor seguir una terapia un período de tiempo.

En tu primera visita al reflexólogo es normal que te sientas nerviosa o tengas miedo porque no sabes qué esperar y tal vez no conozcas al reflexólogo. ¡También es posible que te avergüence tu problema o el estado de tus pies! Esto es completamente normal. El reflexólogo te ayudará a que te sientas cómoda para que aproveches al máximo el tratamiento.

En la consulta del reflexólogo, te quitas los zapatos y las medias o los calcetines y te tumbas (la ropa ancha o los pantalones son lo más cómodo). El reflexólogo primero te frota los pies o las manos con un antiséptico y luego aplica talco (en general no perfumado y sin aluminio), una crema acuosa o un aceite básico. Quizá te pida que hagas algunas respiraciones profundas; relájate y piensa que estás en las manos seguras y cuidadosas de un profesional.

¿Cuánto cuesta?

Los reflexólogos cobran diferentes tarifas, así que siempre debes consultar el precio de un tratamiento antes de concertar una cita. Algunos reflexólogos ofrecen sesiones gratuitas a los parados o ancianos y descuentos si conciertas un abono (que normalmente se paga entero antes de empezar).

Durante una sesión de reflexología

A veces tendrás ganas de hablar mientras estés recibiendo la reflexología y otras veces preferirás estar callada; el reflexólogo estará encantado de oír tus problemas si lo deseas.

Las técnicas de relajación general se aplican primero para trabajar el cuerpo entero y luego el reflexólogo se concentra en cualquier zona problemática descubierta en las manos o los pies. Las toxinas o zonas problemáticas se trabajan para liberar la congestión y ayudar con ello a que el cuerpo encuentre su equilibrio. Si estás sana y recibes reflexología por placer o como medida preventiva, el reflexólogo te aplicará igualmente un tratamiento completo.

¿Qué reacción me producirá?

Las reacciones varían en cada sesión y con cada tratamiento, y son diferentes en cada persona. Quizá te sientas muy ligera y llena de energía, como si todos tus problemas hubieran desaparecido, o quizá te sientas cansada y con el cuerpo pesado, o quizá estés muy emotiva o incluso es posible que te quedes dormida. A veces, cuando entras en un estado profundo de relajación, de pronto sientes frío o escalofríos. Asimismo, quizá sientas hormigueo en las manos o pies o en todo el cuerpo, a medida que la reflexología va liberando bloqueos que permiten que las energías estancadas fluyan libremente.

Una posible razón de que experimentes una gran emotividad durante una sesión es que cada punto reflejo lleva consigo recuerdos y al presionar ciertos puntos se liberan estos recuerdos. Por ejemplo, si has estado reprimiendo ira o resentimiento hacia alguien, ya sea en la infancia o en una situación reciente, en una parte de tu cuerpo, cuando el reflexólogo aprieta esa zona refleja se libera el recuerdo. Puedes ponerte furiosa de repente o prorrumpir en lágrimas y recordar con nitidez ese incidente. Esto es completamente normal y quizá desees hablar de ello con el terapeuta. Además, constituye una parte esencial del proceso curativo y te ayuda a que tu cuerpo despeje cualquier bloqueo que impide que se cure, física, emocional o mentalmente.

¿La reflexología duele?

Esto depende de tu estado. Si gozas de buena salud general pero tienes la nariz tapada a causa de un resfriado, por ejemplo, estos puntos reflejos pueden resultarte dolorosos temporalmente. Si padeces una enfermedad específica desde hace muchos años, los puntos reflejos correspondiente quizá estén muy tiernos o irritados. Sin embargo, a veces no sientes ningún dolor durante las primeras visitas debido a que el problema está enterrado en el fondo de tu cuerpo. A medida que avancen las sesiones irás adquiriendo sensación en esos puntos, lo cual significará que estás liberando la enfermedad o el problema. Con el tiempo, a medida que los síntomas mejoran, el dolor disminuye. Asimismo, es posible que una persona completamente sana sea muy sensitiva y el reflexólogo tendrá que trabajar con cuidado cuando encuentre una parte sensible.

El dolor y la sensibilidad son indicadores de que tu cuerpo está desequilibrado o enfermo. Puedes ayudarte a ti misma preguntándote: «¿Por qué tengo esta enfermedad/este problema? ¿Qué puedo hacer al respecto? ¿Cómo puede ayudarme el reflexólogo?» Pasar por alto el dolor persistente es peligroso porque puede hacerse crónico o agravar un problema. Aprende a escuchar tu cuerpo y los mensajes que te envía.

Después de la sesión de reflexología

Quizá te sientas cansada y duermas muy bien después de una sesión de reflexología, o quizá te sientas llena de energía; la reflexología relaja y estimula el cuerpo. Algunas personas también experimentan sentimientos de ira o de tristeza, o quizá ganas de llorar; esto es completamente normal y lo mejor es liberar cualquier emoción en lugar de reprimirla.

Inmediatamente después del tratamiento la orina suele más oscura, ya que se liberan toxinas del cuerpo. En ocasiones te darás cuenta de que sudas más o de que te aparece una erupción en una zona donde había muchas toxinas que han sido liberadas a través de la piel. Bebe mucha agua después del tratamiento. Es mejor que no esperes nada, ya que tu cuerpo reaccionará de manera diferente en cada sesión.

Para obtener los máximos beneficios de tu tratamiento es mejor que evites cualquier actividad agotadora inmediatamente después; es preferible que el cuerpo se relaje.

Es posible que los síntomas empeoren durante unos días después del tratamiento, ya que afloran a la superficie para ser curados y desaparecer a través del cuerpo. También es posible que después de varios tratamientos (esto varía con cada persona) los síntomas se hagan muy intensos y parezcan mucho peores que antes de empezar la primera sesión. Esto puede hacer que pierdas las esperanzas respecto a tu enfermedad y creas que la reflexología no funciona. Pero, por el contrario, suele significar que está funcionando muy bien, porque está eliminándolo todo para llegar a la raíz de tu enfermedad mientras trabaja en todo el cuerpo. Es normal que consideres la posibilidad de interrumpir el tratamiento porque no ves un final a tus problemas. Intenta seguir y trabajar este proceso. En la terapia complementaria a esto se le denomina «crisis curativa».

Quizá experimentes una pequeña crisis curativa o, si has estado enferma muchos años y tienes que hacer frente a problemas profundos, es posible que sea muy intensa. Igual que todos los ciclos de la vida, nada es siempre igual y a diario se producen cambios. Ningún día es exactamente igual al siguiente y lo mismo puede aplicarse a tu enfermedad. Por tanto nadie puede decir cuánto durará tu crisis –un día, un mes o un año o más–, pero tarde o temprano desaparecerá.

A veces la gente se pasa a otra terapia complementaria en este punto, creyendo que le ayudará más. Sea cual sea el curso de acción que decidas emprender estará bien, y el reflexólogo no puede asumir la responsabilidad de las decisiones que tomes en tu vida o los efectos que el tratamiento está ejerciendo en tu cuerpo, porque tú optas por esa experiencia. Y cuando se produce tu crisis curativa necesitas más cuidado y responsabilidad de ti misma.

Bibliografía

Brennan, Barbara Ann, *Manos que curan*, Martínez Roca, 1990.

Este libro es una maravillosa guía de los rudimentos de la curación y también ofrece una visión más profunda de la vida. Presenta una buena comprensión de la personalidad y pautas psicológicas. El título es muy adecuado por las hermosas ilustraciones que contiene.

El segundo libro de Barbara Brennan, *Light Emerging*, 1994, ofrece una aventura en profundidad en todas las áreas de la curación. También proporciona ejemplos del modo en que utilizas tu energía, positiva y negativa, en la vida cotidiana y cómo esto afecta a los demás.

Dougans, Inge, with Ellis, Suzanne, *Reflexología*, Plural, 1992.

Este libro, muy bien documentado, presenta una excelente visión de cómo funciona la reflexología con el sistema de meridianos chino. La reflexología reconoce las 10 zonas verticales o canales de energía como las vías por las que las energías fluyen por el cuerpo, pero este libro ha adaptado los meridianos chinos para trabajar con el tratamiento global al practicar la reflexología. También contiene una sección sobre los Cinco Elementos –aire, fuego, metal, madera y agua– y explica su importancia para la salud y la reflexología.

Gillanders, Ann, *Step by Step Guide to Reflexology*, Gaia Books, 1995.

Este libro es una guía de la reflexología, fácil de seguir y con claras ilustraciones, con información para los principiantes y para los expertos. Su diseño es muy agradable y realmente invita a probar algunas de estas maravillosas técnicas.

Ingham, Eunice, *Stories the Feet Can Tell*, Ingham Publications, USA, 1992.

Reflexología para animarte e inspirarte con uno de sus pioneros.

Norman, Laura, y Cowan, Thomas, *Reflexología del pie*, Martínez Roca, 1991.

Se trata de un libro de reflexología excelente, directo y fácil de entender que es muy conciso y práctico. Abarca muchos temas, desde la reflexología para niños hasta los profesionales de la reflexología y de la salud, y contiene asimismo afirmaciones para aumentar el pensamiento positivo.

Stormer, Chris, *Language of the Feet*, Headway, 1995.

Este libro se concentra en la lectura de los pies –color, forma, temperatura, situación de los callos y ampollas, etc., incluso la lectura de las uñas– para dar información al reflexólogo en conjunción con el tratamiento. Este libro, bien ilustrado, también resultará fascinante para los no profesionales.

Existen tantos libros excelentes sobre reflexología en las librerías, ofreciendo cada uno una manera propia de abordar el tema, que me ha sido difícil elegir estos pocos. De modo que busca tiempo para curiosear en tu librería y encontrar el libro más adecuado para ti. ¡Que te diviertas!

Índice

TERCERA PARTE: AUTOAYUDA PARA LA SALUD

CUARTA PARTE: SECCIÓN DE REFERENCIA